TRAITEMENT EFFICACE
ET PRATIQUE
DE LA
Tuberculose Pulmonaire

PAR LE DR J.-F. LARRIEU

LAURÉAT DE L'ACADÉMIE DE MÉDECINE ET DE LA FACULTÉ DE PARIS
ACTUELLEMENT MÉDECIN-CHEF
D'UN HÔPITAL TEMPORAIRE A L'ARMÉE D'ORIENT

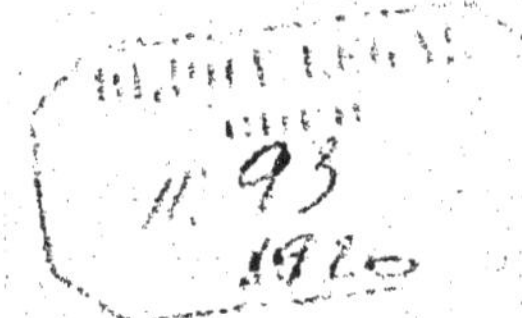

NOUVELLE ÉDITION

Revue et augmentée

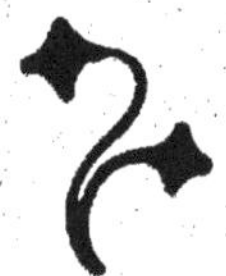

PARIS
LIBRAIRIE VIGOT FRÈRES
23, RUE DE L'ÉCOLE DE MÉDECINE

PETROGRADE
CH. RICKER, ÉDITEUR
14, PERSPECTIVE NEWSKI

1918

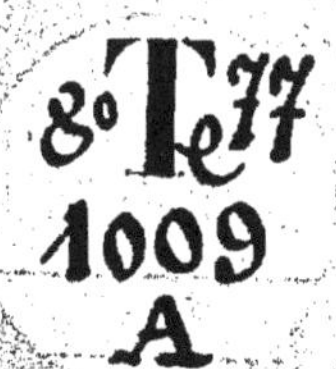

TRAITEMENT EFFICACE & PRATIQUE

DE LA

TUBERCULOSE PULMONAIRE

DU MÊME AUTEUR

Notes sur l'Etiologie et la prophylaxie du typhus exanthématique. Paris, 1915, br. in-8°.

TRAITEMENT EFFICACE
ET PRATIQUE
DE LA
Tuberculose Pulmonaire

PAR LE Dr J.-F. LARRIEU

LAURÉAT DE L'ACADÉMIE DE MÉDECINE ET DE LA FACULTÉ DE PARIS
ACTUELLEMENT MÉDECIN-CHEF
D'UN HÔPITAL TEMPORAIRE A L'ARMÉE D'ORIENT

NOUVELLE ÉDITION

Revue et augmentée

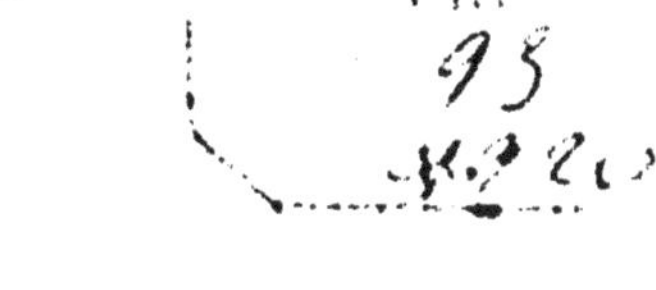

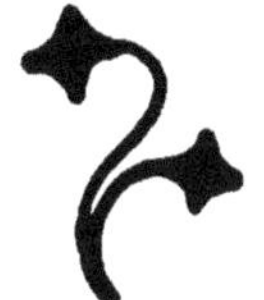

PARIS
LIBRAIRIE VIGOT FRÈRES
23, RUE DE L'ÉCOLE DE MÉDECINE

PETROGRADE
CH. RICKER, ÉDITEUR
14, PERSPECTIVE NEWSKI

1918

AVANT-PROPOS

C'est pour la deuxième fois que paraît ce travail. Il reste le même dans ses grandes lignes, mais certains chapitres un peu trop succincts ont été amplifiés de manière à éviter le plus possible à ceux qui voudront appliquer aux tuberculeux pulmonaires le traitement décrit plus loin, les tâtonnements inévitables dans tout essai d'une méthode nouvelle. Je m'en suis tenu toutefois aux formes cliniques les plus fréquentes de la maladie, dont l'évolution présente des modalités assez variées, mais qu'il est possible de grouper sous un certain nombre de types principaux. J'ai visé surtout à faire un livre essentiellement pratique, laissant de côté toutes les considérations théoriques qui ne se rapportent pas à la seule thérapeutique de la tuberculose, et j'ai donné les principales indications d'un traitement applicable dans tous les milieux sociaux, avec de bien meilleurs résultats et beaucoup moins de frais que les médications classiques actuelles. Beaucoup de médecins trouveront peut-être, à première vue, un peu désuète la méthode de traitement exposée dans cet ouvrage, surtout dans un moment où la médecine se pique de devenir de plus en plus scientifique. Mais à quoi ont abouti jusqu'à présent et les conceptions nouvelles, tout hypothétiques d'ailleurs, de la tuberculose pulmonaire, et, les méthodes de traitement qui en découlent, et ont la prétention d'être seules spécifiques? A lire les derniers travaux sur la question, travaux passablement confus pour la plupart et de nature à l'embrouiller plutôt qu'à l'éclaircir, on peut se rendre compte que la manière nouvelle d'envisager la maladie, étayée surtout sur des documents de statistique et des faits expérimentaux, nous berce de beaux espoirs pour l'avenir, si tant est qu'ils puissent jamais se réaliser, et que les promoteurs des traitements nouveaux en sont au fond réduits à un aveu d'impuissance. Et l'on continue à mourir plus que jamais de tuberculose pulmonaire.

Les succès obtenus en premier lieu dans la guérison de certaines affections comme la rage et la diphtérie, avaient fait entrevoir la possibilité d'arriver par des moyens identiques à la guérison de toutes sortes de maladies. Toutes les recherches des Instituts Pasteur, du plus petit au plus grand, et des laboratoires de pathologie ont dès lors visé à trouver l'agent figuré d'une maladie, à le cultiver, à inoculer cet agent lui-même ou ses toxines à des animaux divers afin d'en obtenir des sérums soit préventifs, soit curatifs ou possédant à la fois ces deux propriétés ; et à l'heure actuelle les recherches s'accentuent de plus en plus vers l'immunisation à longue échéance, en ce qui concerne du moins certaines maladies, que l'agent en soit connu ou non.

Il s'en faut que tous les efforts tentés dans cette voie aient été couronnés de succès. Même dans bien des cas où certains sérums ou produits spécifiques paraissent efficaces, l'application en est faite dans des conditions telles qu'on serait en droit de se demander si ces conditions n'ont pas plus fait, — et c'est le cas dans la tuberculose, — pour mettre à l'abri du mal les sujets à préserver ou pour guérir les sujets déjà atteints, que les injections préventives ou curatives elles-mêmes. Il faut dire aussi que les essais d'immunisation concernant certaines maladies à microbe bien défini n'ont donné aucun résultat positif : cela se comprend fort bien, du reste, pour celles dont une première atteinte prédispose aux récidives, ou est sans influence pour la suite.

On a voulu en somme faire de la pathologie une sorte de branche des sciences mathématiques, attribuer tout au moins aux expérimentations faites sur les animaux et aux essais thérapeutiques portant consécutivement sur les malades, la valeur et la précision des expériences faites dans les laboratoires de chimie ; on a été jusqu'à admettre virtuellement, et même explicitement, que telle dose de culture à tel degré de virulence provoque telle maladie à tel degré déterminé, etc. En tout cas, dans les laboratoires et aussi dans certains milieux médicaux, la tendance des théories pathogéniques nouvelles est de considérer l'état de maladie comme étant uniquement fonction d'un microbe, et à ne plus admettre en conséquence d'autre thérapeutique que celle consistant à poursuivre à outrance la destruction du microbe en cause et à neutraliser ses toxines.

Il s'en faut que cette façon d'envisager les maladies corresponde à la réalité. Sans aller invoquer les expériences relatives au choléra des poules, il suffit de considérer certains faits d'observation journalière, par exemple un impaludé dont l'équilibre de santé se maintient toujours bon dans le pays où la malaria sévit : le jour où il passe brusquement d'un climat chaud dans un autre sensiblement plus froid cet impaludé qui jusque-là n'avait rien éprouvé, est aussitôt pris d'accès de fièvre.

Il faut donc ,de toute nécessité autre chose que le microbe pour constituer un état morbide. Dans les conditions ordinaires de l'existence il n'est même pas nécessaire d'absorber plus de microbes que ceux que l'on absorbe journellement dans le milieu où l'on vit ou dont nous sommes tous porteurs en plus ou moins grand nombre ; qu'à un moment donné il se produise, par le fait de circonstances extérieures, une perturbation ou un affaiblissement des moyens de défense de l'organisme, alors tel microbe jusque-là inerte en apparence, ou plutôt à vitalité comprimée, prendra tout-à-coup une extension insolite et caractérisera la maladie. On peut même dire que, pour une cause extérieure identique créatrice de l'état morbide, tel microbe pourra se développer préférablement à tel autre, suivant la saison ou le climat, sans qu'il soit possible de donner la raison de cette prédominance. Cela revient à dire que le microbe au fond, ne joue qu'un rôle secondaire, et qu'il ne devient actif que par suite d'un trouble préexistant des fonctions organiques et du chimisme des humeurs, autrement dit d'un état antérieur déjà morbide de l'organisme.

On peut pourtant admettre que la théorie du microbe faisant fonction de maladie est susceptible de se réaliser dans la pratique, comme elle se réalise expérimentalement par l'injection de fortes doses microbiennes : c'est lorsque l'agent infectieux, en raison même de sa multiplicité trouve l'organisme en état d'infériorité manifeste ; il crée alors la maladie. Mais pareille éventualité doit être excessivement rare, car les conditions qui entraînent un état morbide de l'organisme en dehors de l'effet du refroidissement pour nombre d'affections, de la chaleur excessive pour quelques autres, nous échappent ou ne peuvent se préciser avec la même netteté. Ainsi chez les jeunes gens de la campagne vigoureux et bien constitués, qui une fois arrivés dans un grand centre urbain pour y séjourner, prennent une fièvre typhoïde, une forme aiguë de tuberculose (méningite, granulie, pneumonie caséeuse), il y a lieu de tenir compte, en dehors du microbe caractéristique de l'une ou l'autre affection, de la double influence de l'encombrement et de l'absence d'air pur, conditions que l'on voyait se réaliser au plus haut degré naguère dans quelques casernes de Paris.

On ne pouvait manquer d'appliquer à la tuberculose les théories pathogéniques nouvelles pour en déduire les conséquences thérapeutiques qu'elles semblent comporter. La littérature médicale s'est enrichie d'innombrables écrits là-dessus. Les dernières publications ont porté plutôt sur la présence du bacille de Koch dans les humeurs de l'organisme et particulièrement dans le sang circulant. Mais si les résultats des recherches ne sont pas bien concordants, et parfois même semblent contradictoires, il en est qui comportent des interprétations tout autres que celles qu'on en a données, avec la préoccupation trop souvent évidente de théories préconçues à défendre. Le bacille se montre en somme le plus souvent rare et difficile à déceler dans les formes aiguës de la tuberculose; en tout cas il y est, du moins au début, en nombre qui semble disproportionné à la gravité de ces formes, et l'on est obligé, pour expliquer de tels faits, d'invoquer, tout hypothétiquement d'ailleurs, la toxicité plus grande de l'agent infectieux.

Je ne retiendrai cependant, pour la discuter que la conception nouvelle de l'évolution tuberculeuse. Si naguère on admettait unanimement que la tuberculose était une maladie infectieuse susceptible de frapper l'enfant aussi bien que l'adulte mais se manifestant de préférence, chez le nourrisson par ses formes aiguës, limitées ou généralisées, plus tard, chez l'enfant et l'adolescent par des formes souvent aiguës aussi et graves mais limitées ordinairement aux méninges ou aux poumons, plus souvent encore chroniques et localisées alors aux ganglions, au système osseux ou aux poumons, adoptant enfin chez l'adulte surtout la forme pulmonaire chronique, entrecoupée de phases d'activité avec déchéance progressive de l'organisme, aujourd'hui certaine école, comptant parmi ses adeptes surtout des médecins de laboratoire, semble ne plus vouloir admettre qu'il en soit ainsi : pour elle, la tuberculose de l'adulte est une simple réinfection survenue chez un sujet qui a subi dans son enfance une « primo-infection » plus ou moins immunisante, et c'est de là qu'elle tiendrait son mode d'évolution caractéristique.

Cette idée a été émise pour la première fois, si je ne m'abuse, par le Prof. allemand Behring, qui prétendait en outre que c'est presqu'exclusivement par le lait que l'enfant se tuberculise. Il s'agissait également d'annoncer la découverte connexe d'un produit spécifique de sa fabrication qui, administré à la mère, devait immuniser l'enfant. Une préparation identique avait un prétendu pouvoir de vaccination vis-à-vis de l'espèce bovine, vaccination d'ailleurs d'une inefficacité parfaite.

En dépit des statistiques obituaires, des réactions biologiques et des faits à la fois expérimentaux ou anatomiques sur lesquels on prétend baser la théorie nouvelle et qui sont, ou sujets à caution, ou susceptibles d'interprétations toutes différentes, l'ancienne conception est, d'une manière générale, corroborée par les faits d'observation journalière.

Les statistiques obituaires invoquées, émanant toutes de grandes agglomérations urbaines, ne sont pas faites pour indiquer si les formes, soit aiguës, soit généralisées de la tuberculose, sont prédominantes, et il serait nécessaire qu'il en fût ainsi pour les partisans de la primo-infection infantile ; elles établissent simplement l'extrême fréquence actuelle de la mortalité par tuberculose même pulmonaire du premier âge et de l'enfance, ce qui était exceptionnel jadis dans les mêmes milieux beaucoup moins encombrés alors, il est vrai, et l'est encore dans la population rurale. Ces statistiques n'ont de valeur que pour les milieux qui en ont fourni les éléments, et même ne visent-elles en fait que la partie ouvrière et miséreuse de la population urbaine déjà sous le coup d'intoxications multiples continues, d'ordre pathologique ou autre, et dues aux mauvaises conditions de l'habitation (encombrement), à l'alcoolisme, si fréquent dans ce milieu, même chez les femmes, etc. Loin d'augmenter chez les enfants issus de telles populations, les tuberculoses aiguës limitées à un seul organe ou généralisées y sont de plus en plus rares, si les localisations multiples y restent encore fréquentes. La chronicité tend même à devenir la règle chez les nouveaux-nés et les enfants avec une évolution des lésions rappelant celles de la tuberculose de l'adulte, avec plus de gravité pourtant.

La raison de ce fait comme aussi de l'extension si prodigieuse de la tuberculose infantile dans les centres ouvriers est bien simple, elle est la résultante directe des intoxications lentes multiples d'ordre divers dont je viens de parler et qui frappent les géniteurs. Dans ces milieux, les enfants viennent souvent au monde déjà organiquement débiles, à des degrés variables suivant les circonstances, et dans un état manifeste d'infériorité défensive. Que, dans ces conditions, les nouveaux nés soient une proie toute désignée pour l'infection bacillaire, rien de surprenant ; et nombre d'entr'eux qui sont atteints de sénilité avant même que de naître, ne semblent pas avoir besoin d'être victimes d'une infection quelconque pour les rendre inaptes à vivre.

L'allaitement artificiel qui, tout d'abord en faveur dans les classes aisées, tend dans la population ouvrière elle-même, à se substituer de plus en plus à l'allaitement maternel, est, peut-être plus encore que la débilité congénitale, la cause la plus puissante de tuberculisation dans la première enfance. Quoiqu'il en soit, chez les nourrissons nés débiles, chez ceux qui en outre subissent l'influence d'intoxications gastro-intestinales par le fait de l'absorption de lait de mauvaise qualité, ou d'une alimentation déréglée, et peut être encore d'autres infections plus aisées à pressentir qu'à préciser parfois, les réactions ont une tendance à se faire comme chez les adultes ou même chez les vieillards : d'où l'identité de plus en plus fréquente constatée entre les lésions tuberculeuses des enfants et celles des adultes dans les grandes agglomérations ouvrières.

Les tuberculoses aiguës restent toujours l'apanage des enfants ou des adolescents ordinairement vigoureux, qui ont subi une intoxication spécifique massive. Ce sont ces formes qui prédominent encore, tout en étant rares, dans les populations rurales, comme elles prédominaient naguère partout lorsque la population des villes était beaucoup moins dense, l'allaitement maternel plus général et l'alcoolisme des nourrices moins fréquent. Et ce qui en fait de tuberculose infantile passait jadis pour une curiosité d'anatomie pathologique, est presque devenu la règle aujourd'hui dans les milieux ouvriers urbains.

Chez les enfants les moins débilités et qui ont cepen- conservé une vitalité organique suffisante, l'infection tuberculeuse, si elle se fait plus facilement que chez les enfants normaux, avec tendance à la forme chronique, est susceptible de guérir par un traitement approprié, et spontanément même, par l'effet de bonnes conditions hygiéniques et d'un séjour prolongé à la campagne. Mais est-ce à dire que, chez eux, la tuberculose guérie aura créé un état plus ou moins accentué d'immunisation pour l'avenir? Rien ne le prouve. On n'a tout au contraire que des raisons de redouter un retour offensif du mal, et ces craintes ne sont que trop souvent justifiées par les évènements ultérieurs. La plupart de ces petits tuberculeux guéris d'une première atteintè sont ce qu'on est convenu d'appeler des enfants d'une santé délicate, resteront ordinairement tels, une fois parvenus à l'âge d'homme, et souvent feront alors une tuberculose chronique pyrétique.

Aussi les tenants de la conception nouvelle sont-ils dans l'obligation de lui donner une certaine élasticité, de forger d'autres hypothèses étagées d'un nombre respectable de « sans doute », « il est logique de croire », etc., qui ne rendent nullement leurs hypothèses plausibles ou seulement acceptables.

On a même été jusqu'à admettre comme début de l'infection tuberculeuse chez l'enfant par analogie avec ce qui se passe dans les expérimentations chez le cobaye, un *chancre d'inoculation* siégeant habituellement au poumon : pure hypothèse d'ailleurs et, souvent, interprétation erronée de certaines lésions anatomo-pathologiques plus ou moins fréquemment rencontrées. D'autres encore, à propos de tuberculisation pulmonaire, ont parlé de « sujets fortement immunisés dont l'immunisation a encore été renforcée, par une ou plusieurs attaques d'activité tuberculeuse ». Mais il semble qu'à ce compte on ne devrait pour ainsi dire plus mourir de tuberculose, si en réalité les phases actives avaient le pouvoir qu'on leur attribue sans preuve aucune, car il n'est guère de tuberculeux qui n'ait eu au moins deux ou trois phases d'activité morbide spécifique.

Enfin, pour soutenir la thèse de l'immunisation provoquée par une première atteinte, on a tiré argument des faits observés par les médecins des colonies tropicales ou de régions comme la terre de Feu, prétendues *a priori* vierges de tuberculose, ou non contaminées de longue date par cette maladie. En effet, dans ces pays, les formes chroniques de la phtisie sont des plus rares, et ne sont même en fait que des manifestations pulmonaires du paludisme ; on n'y rencontre que les formes aiguës, qu'il s'agisse d'enfants ou d'adultes. Mais ce que l'on attribue à l'absence d'immunisation de longue date, n'est qu'un effet du climat lui-même : plus on remonte vers le Nord, la question de la tuberculose infantile mise à part, et plus la tuberculose pulmonaire a de la tendance à la torpidité et à la chronicité, tout en se raréfiant au delà d'une certaine latitude. Mais plus on avance dans le Midi et vers les tropiques, comme j'aurai occasion de le dire dans le deuxième chapitre de ce travail, et plus la tuberculose, quand elle atteint un adolescent ou un adulte, ce qui est d'ailleurs relativement rare par rapport à nos régions tempérées, a une marche rapide et tend à la forme aiguë. Il suffit de parcourir les écrits des médecins qui ont traité de la pathologie de certaines régions équatoriales comme le Brésil par exemple, (Sigaud et da Silva Gomez entre autres), pour être édifié sur les allures qu'y prend la phtisie. Et pourtant on ne peut pas dire que le Brésil soit un pays vierge de tuberculose. On sait d'ailleurs et le fait a été noté par les meilleurs phtisiographes de naguère, l'influence désastreuse des étés à chaleur excessive et prolongée sur les phtisiques de nos contrées ; et, pour ne parler que de nos provinces méridionales, je doute qu'on puisse y trouver des tuberculeux pulmonaires chroniques au sens communément attribué à ce qualificatif, et qui soient d'origine indigène, dans la proportion de plus d'un vingtième, et encore ! Pour ma part je n'y ai jamais rencontré que des formes aiguës, ou des formes chroniques à type fébrile continu dont l'évolution ne dépasse guère un an et très exceptionnellement d'ailleurs.

En réalité la phtisie fibro-caséeuse des pays tempérés n'adopte pas cette forme parce qu'elle est une réinfection chez un sujet immunisé par une première atteinte du mal dans l'enfance ; elle est cliniquement la résultante d'une infection à dose faible (unique ou à répétition survenant dans un organisme dont les moyens défensifs se trouvent amoindris par des circonstances variables, et dont les réactions sont moins vives.

La conclusion des auteurs partisans de l'immunisation par une première atteinte est que « la thérapeutique a *sans doute* intérêt à s'orienter dans la voie que lui indique la possibilité de vaccinations antituberculeuses. »

On voit que l'échec retentissant du produit de Behring, annoncé à grand fracas plusieurs mois à l'avance comme devant être le préservatif infaillible de la tuberculose, ne les a pas découragés.

Quant à la thérapeutique spécifique, qu'il s'agisse de tuberculine, de sérums ou autres produits similaires, elle a fait naître de grandes espérances sur la foi d'écrits trop souvent destinés à induire en erreur le public médical lui-même. On convient maintenant, que la méthode de traitement par la tuberculine est d'un emploi dangereux, qu'il faut la réserver à certains cas spéciaux chez des sujets soignés dans les sanatoires, et qu'elle ne saurait, en aucune façon, entrer dans la pratique courante. Quant aux résultats thérapeutiques obtenus par le moyen des sérums, ils sont encore moindres que ceux de la tuberculine. L'inventeur d'un sérum bien connu reconnaît que son emploi « suppose un choix judicieux des malades à traiter », que « la nécrobacillose est incurable », enfin qu' « on ne peut traiter la maladie qu'à sa phase inflammatoire initiale ». Mais pas n'est besoin à cette phase du mal de recourir à un sérum quelconque : on peut obtenir des résultats aussi brillants et surtout plus durables au moyen de certains toniques généraux, et même de certains vieux traitements injustement abandonnés, aidés de bonnes conditions hygiéniques toujours nécessaires.

Comme l'a fait une plume autorisée, « on peut en somme conclure qu'à l'heure actuelle, aucune thérapeutique digne d'être qualifiée spécifique, ni comme vaccination, ni comme sérothérapie, ne peut être opposée au bacille de Koch. Plutôt que de bercer les médecins d'illusions décevantes, il est préférable de regarder la vérité en face et d'encourager les chercheurs vers d'autres entreprises. »

TRAITEMENT EFFICACE ET PRATIQUE

DE LA

TUBERCULOSE PULMONAIRE

CHAPITRE PREMIER

IMPOSSIBILITÉ D'APPLIQUER A LA MAJORITÉ DES MALADES LES SEULS TRAITEMENTS RELATIVEMENT EFFICACES DE LA TUBERCULOSE ET DE LA PHTISIE PULMONAIRES. — CURABILITÉ DU MAL, DANS TOUS LES MILIEUX SOCIAUX, PAR UNE MÉDICATION SIMPLE ET PRATIQUE.

Tous les médecins conviennent, avec plus ou moins de restrictions pourtant, que la tuberculose pulmonaire est susceptible de guérison à ses diverses périodes. Mais le point sur lequel l'accord est encore plus unanime, c'est que le traitement, et en particulier la cure de repos, jugée indispensable aujourd'hui, n'est applicable qu'à un petit nombre de malades : « Rien, disait il y a quelque trente ans le professeur Jaccoud, dans une de ses leçons cliniques, rien n'est plus difficile à concilier avec les exigences ordinaires de la vie, rien enfin n'est plus coûteux que le traitement de la phtisie pulmonaire... Ces difficultés, ajoutait-il, vous les rencontrerez dès le début de votre pratique et vous ne tarderez pas à reconnaître qu'il y a un abîme entre la phtisie des riches et celle des classes pauvres au point de vue des résultats de la thérapeutique... Lorsque j'avance que la phtisie pulmonaire est curable, cette proposition ne vise que la maladie convenablement traitée, et les faits trop nombreux dans lesquels l'incurabilité résulte avant tout de l'impossibilité d'un traitement complet ne peuvent en aucune manière affaiblir la valeur de mon affirmation. » Le même professeur reconnaissait encore que l'hospitalisation des phtisiques dans une grande ville est incompatible avec les moyens fondamentaux de ce traitement, et qu'il n'y a pas lieu d'être surpris si alors la phtisie affirme une incurabilité presque constante.

Il ne semble pas qu'à l'heure actuelle les conditions du traitement des tuberculeux pauvres se soient sensiblement améliorées. M. le professeur Brunon, qui a fait paraître naguère sur la tuberculose un travail où il y a tant d'excellentes choses, en est réduit à dire : « N'est-ce pas une amère dérision que de conseiller dans une consultation d'hôpital le repos, l'alimentation, l'aération, à un ouvrier, à une ouvrière, qui vit au jour le jour? » Et plus loin : « A quelle amère ironie est condamné le médecin d'hôpital ou de dispensaire quand il doit prescrire le repos à l'ouvrier malade dont la famille vit au jour le jour? Comment veut-on que cet ouvrier ait le repos moral, quand bien même il pourrait prendre le repos physique? »

Que penser, après cet aveu, de la cure de recalcification préconisée par le Dr Ferrier il y a quelque sept ou huit ans? On lui reproche d'être basée sur une erreur scientifique formelle[1], ce dont il n'y aurait certainement pas lieu de tenir compte, si elle était pratique et d'une efficacité certaine et constante. Mais elle a le grand

1. Il résulte des études ou expériences de divers auteurs, MM. Robin, Gouraud, Ott, etc., que, chez les bacillaires, en dehors de leurs périodes d'amaigrissement, l'excrétion saline est équivalente et analogue à celle des sujets sains. La phosphaturie est abondante dans la période d'amaigrissement, et dure autant que cette dernière, ce qu'avaient déjà constaté divers auteurs, notamment le prof. Jaccoud, qui y revient à plusieurs reprises dans ses leçons cliniques. Elle n'est d'ailleurs pas spéciale à la granulose. Somme toute, la déminéralisation des tuberculeux, bien que possible, n'est nullement démontrée, et il n'a pas été formellement prouvé qu'il y ait chez ces malades un déficit sensible concernant le phosphore ou la chaux. Il n'est pas davantage acquis que l'apport thérapeutique d'une plus ou moins grande quantité de sels minéraux dans l'organisme ait une influence bienfaisante directe sur la tuberculose pulmonaire en particulier.

inconvénient d'imposer, comme accessoire obligé, un régime rigoureux, si différent de nos habitudes alimentaires, que la plupart des malades auxquels on le prescrit, ne veulent pas le suivre, ou bien, après l'avoir accepté avec répugnance, ne tardent pas à l'abandonner complètement. Je reviendrai sur ce point en parlant du régime des tuberculeux et des troubles gastriques chez ces derniers. D'ailleurs le traitement est par lui-même assez peu efficace, puisque sur les lésions locales des deuxième et troisième degrés, on compte seulement de dix à douze pour cent de succès plus ou moins discutables, certainement pas définitifs, et ce de l'aveu même des médecins qui le prônent le plus. Il paraît avoir à la vérité une action heureuse, au début, sur l'état général même des malades réputés incurables ; mais il ne jouit de cette efficacité relative et non continue d'ailleurs, que si les tuberculeux, à quelque période qu'ils soient, «peuvent être placés en même temps dans des conditions raisonnables d'hygiène et de repos.» (Dr SERGENT). Enfin l'on convient que la cure de recalcification, telle qu'elle a été donnée par son auteur, manque du *stimulus* nécessaire pour permettre à l'organisme de multiplier et de développer ses propriétés défensives, et force a été aux engoués de la première heure d'y adjoindre, qui l'adrénaline, (Dr SERGENT), qui est un produit arsénical, (Dr COMBY et GALLIOT). En somme, traitement d'application difficile pour ne pas dire impossible à la généralité des malades, d'une efficacité très relative et qui, dans la tuberculose et la phtisie confirmées, ne donne pas de meilleurs résultats que la cure de repos et d'aération, alliée à une hygiène alimentaire bien entendue.

Que dire aussi de la médication qualifiée spécifique de la tuberculose pulmonaire et qui a la prétention d'être seule *scientifique*, la sérothérapie, et la tuberculino-thérapie? Au début elle n'a guère engendré que des désastres, et le plus grand nombre des malades auxquels on l'a appliquée lui ont dû un raccourcissement plus ou moins notable de leur existence. Si l'on est devenu plus circonspect dans l'emploi qu'on en fait actuellement, il n'est pas facile de faire la part qui peut lui revenir en propre dans les guérisons qu'on est convenu de lui attribuer, car presque tous les résultats heureux obtenus concernent des malades soumis en même temps pendant des mois et des années à la cure d'hygiène et de repos. Quoi qu'il en soit, elle comporte deux méthodes de traitement basées sur le même principe : exercer une action directe sur le bacille de Koch et ses toxines, soit au moyen de sérums d'animaux plus ou moins réfractaires au mal, et préalablement immunisés, (immunisation passive), soit au moyen de substances improprement appelées tuberculines, et qui sont censées renfermer tout ou partie des poisons solubles ou insolubles des bacilles tuberculeux, (immunisation active). Il existe encore une méthode intermédiaire tenant à la fois de la sérothérapie et de la tuberculino-thérapie, le traitement par les corps immunisants, ou extrait des globules rouges du sang d'animaux immunisés, dont le seul avantage sur les deux précédentes est d'être d'une application plus facile.

Toutes ces médications ont des vices fondamentaux : elles sont basées, quoiqu'on en dise, sur de pures hypothèses ; elles exigent une telle surveillance des malades que leur application ne paraît guère possible dans la clientèle courante et en dehors des sanatoires ; en outre, elles présentent les plus grands dangers si elles sont mal maniées, de l'aveu même d'un médecin enthousiaste du traitement dit scientifique ; enfin, comme de bons résultats n'ont été obtenus que sur des malades soumis à la cure de repos, il est actuellement impossible de dire si ces résultats doivent être attribués à la tuberculine et aux sérums, ou au simple repos.

La réclame bruyante et souvent prématurée qui a été faite autour des diverses variétés de sérums et de tuberculines, (et le nombre de ces produits a singulièrement augmenté depuis 1890) porterait aisément à faire mettre en doute la probité scientifique de la plupart de leurs inventeurs ; et des préoccupations commerciales indignes de la profession médicale percent trop manifestement dans nombre de publications destinées à les faire connaître au public médical et même au grand public. En tout cas « si les théories médicales ont varié en ce qui concerne les doses, les prix se sont maintenus très élevés, et les fabricants de tuberculine diluée font de très brillantes affaires. » Il va sans dire que chaque produit a la prétention d'être supérieur à tous autres similaires, et de guérir à coup sûr.

On avait déjà remarqué que les méthodes dites spécifiques de diagnostic, basées sur les réactions biologiques provoquées par l'un quelconque des divers modes d'injection ou d'application de tuberculine, n'étaient pas sans danger pour les patients. A plus forte raison la tuberculinothérapie a-t-elle eu des conséquences fâcheuses aux doses élevées préconisées dans les premiers temps de son application. Si les doses généralement employées aujourd'hui sont moins nocives, la tuberculine n'est pourtant pas, même dans ces conditions, exempte d'inconvénients parfois graves, et il faut savoir la réserver à certaines formes de la maladie. Si d'après les médecins enthousiastes des différentes variétés de ce produit, elle « possède une grande valeur thérapeutique et constitue un des agents les plus actifs de la médication spécifique, sa valeur est pourtant diminuée du fait des indications assez restreintes qui excluent des bénéfices de ce traitement toute une série de malades qui sont justement ceux qui auraient le plus besoin qu'on leur vînt en aide. » Au fond, il résulte des discussions auxquelles a donné lieu la tuberculine, que cette substance n'est pas curative par elle-même et qu'elle est un simple stimulant des efforts naturels de l'organisme vers la guérison : propriété que possèdent nombre d'agents thérapeutiques avec infiniment moins de dangers.

J'en dirai autant des *corps immunisants* du Dr Spengler, méthode d'un maniement moins délicat certainement, mais sans action sur les tuberculoses graves. En ce qui concerne leur emploi, il faut dire qu'on a souvent noté une accoutumance rapide et des rechutes fréquentes. Ce traitement s'applique surtout aux formes subaiguës et chroniques de la tuberculose pulmonaire.

Quant aux divers *sérums spécifiques* ils seraient surtout indiqués dans la tuberculose pulmonaire fébrile, en évolution active, et la phtisie rapide, voire galopante, quoiqu'on puisse les employer dans toutes les formes de la maladie. Ils n'y donnent d'ailleurs pas de meilleurs résultats, quand ils en donnent, que le sérum artificiel prudemment administré ; ils paraissent agir plutôt comme désintoxicants. La sérothérapie spécifique aurait donné des guérisons durables dans 90 o/o des cas chez des malades aisés, longuement traités et soumis d'ailleurs en même temps à la cure de repos (statistique du Dr Stephani) ; c'est le seul médecin qui accuse une aussi forte proportion de succès, qu'on pourrait aussi bien attribuer à la cure de repos. Par contre, elle aurait été bien moins efficace chez des ouvriers traités au préalable pendant trois ou quatre mois dans un sanatoire, et ayant ensuite repris leurs travaux habituels : le pourcentage des guérisons qui se sont maintenues n'a été pour eux que de 11 o/o (statistique du Dr Köhler).

En résumé la médication prétendue spécifique, qu'elle se fasse au moyen des sérums, des tuberculines ou des corps immunisants, est une question à l'étude et sa valeur est toujours très discutée. Elle exige une telle surveillance des malades, tant de circonspection dans son emploi, en raison des conséquences fâcheuses qui peuvent en résulter, qu'on ne saurait en aucune façon l'appliquer dans la pratique courante où, d'ailleurs, elle n'a abouti qu'à des désastres. Tout au plus devrait-on la réserver exclusivement aux sanatoires, où la cure d'hygiène et de repos a été peut-être l'unique facteur des guérisons dont on l'a fait bénéficier jusqu'à présent.

Je puis pourtant affirmer, à la suite d'expériences et d'essais thérapeutiques remontant à plus de vingt-cinq ans, *qu'il est souvent possible d'améliorer, même très sensiblement et d'une façon durable, indéfinie, l'état d'un phtisique pulmonaire plus ou moins avancé, quel que soit le milieu social auquel il appartient, et que, neuf fois sur dix, la tuberculose confirmée du poumon est définitivement guérissable, si le sujet qui en est atteint a la chance de pouvoir être soumis dès le début de son mal, tout au moins dans les six premières semaines, à un traitement approprié.* Je ne fais d'exception que pour les malades dont la tuberculose prend d'emblée la forme de fièvre continue avec élévation très accentuée de température (granulie aiguë), pour la pneumonie caséeuse dans sa période de début, où d'ailleurs son caractère spécifique est parfois malaisé à déterminer, et, dans une certaine mesure, pour la forme de phtisie dite galopante.

En ce qui concerne les phtisiques pulmonaires que j'ai eu à soigner, je citerai tout particulièrement un ouvrier agricole dont le cas est certainement des plus curieux au point de vue du résultat obtenu. Ce malade, breton quelque peu adonné à l'alcool (l'on sait combien chez les tuberculeux l'usage immodéré des boissons spiritueuses rend non seulement toute amélioration difficile, mais encore précipite le dénouement fatal), a été atteint, à une époque impossible à préciser[1], de tuberculose pulmonaire ; mais il était déjà phtisique il y a plus de sept ans. Lorsque je le vis pour la première fois, au mois d'août 1909, il était dans un état accentué de déchéance physique et d'amaigrissement, et il avait dû renoncer à travailler depuis plus d'un an. Les deux sommets étaient largement atteints en avant et en arrière ; il existait en outre à la base du poumon droit un foyer de pneumonie caséeuse, et, en avant du sternum vers la partie médiane de cet os, un abcès froid non ouvert. Les ongles étaient incurvés, et il existait, vers le soir, aux malléoles, un œdème qui disparaissait par le repos de la nuit. Il y avait enfin une tachycardie permanente (P = 90 à 100 pulsations) et de la fièvre quotidienne vespérale atteignant ordinairement 38 à 39°. Au bout de trois à quatre mois de traitement, le malade avait vu son état s'améliorer très sensiblement, et il avait suffisamment récupéré de forces pour pouvoir reprendre partiellement ses occupations. Il put même, à partir du printemps de 1910, se livrer aux travaux souvent rudes des champs et gagner sa vie. Les lésions des sommets (dans lesquels j'ai pu constater, à en juger par les signes stéthoscopiques et l'expectoration, la formation successive de petites cavernes et leur guérison dans un espace de trois à six semaines) ont fini à la longue par se cicatriser. Bien entendu l'amplitude respiratoire de ces sommets est restée très amoindrie, et la respiration elle-même assez rude : mais on n'y constate plus à l'auscultation aucun bruit pathologique. Dans le foyer de la base du poumon droit il s'est opéré à deux reprises, la fonte d'une masse tuberculeuse avec expectoration momentanée très abondante de gros crachats purulents et plus ou moins san-

1. Agé aujourd'hui de 30 ans, il n'a fait après son incorporation, que cinq mois de service à la suite desquels, étant tombé malade, il en a passé trois à l'hôpital de Vincennes. Réformé temporairement à sa sortie, il le fut définivement quelques mois après, sans avoir pu reprendre son service.

guinolents. Mais à partir du moment où le malade avait pu reprendre ses travaux, l'expectoration, déjà très modifiée, était devenue simplement muqueuse et peu abondante. Les signes stéthoscopiques ont toujours décelé au pourtour du foyer caséeux la persistance d'une simple congestion chronique, avec souffle caverneux sur un point. Entre temps l'abcès froid d'origine sternale, constaté lors du premier examen, s'était ouvert spontanément, et il est resté un trajet fistuleux donnant jour à un écoulement de pus très peu abondant, et contre lequel il n'a été institué aucun traitement spécial. En somme, tout était pour le mieux, lorsque le malade eut au mois de mars 1913 un fort refroidissement, d'où il résulta une grosse grippe avec un vaste foyer de congestion aiguë au niveau et tout autour du foyer primitif, embarras gastro-intestinal, nausées, et adynamie complète. Au bout d'un à deux mois les symptômes pulmonaires se sont sensiblement amendés, mais le catarrhe gastro-intestinal a persisté, plus ou moins intense ainsi que la prostration des forces. Au cours du troisième mois le malade a pu se lever régulièrement. Il a eu entre temps deux ou trois poussées de rhumatisme articulaire subaigu, et, à l'heure actuelle, les articulations tibio-tarsiennes et celles des poignets sont encore une peu plus volumineuses que normalement. L'expectoration est restée sensiblement plus abondante et toujours purulente, le pouls avec une accélération sensible (P = 86 à 96), et il y a tous les soirs un œdème malléolaire assez accentué. Néanmoins depuis six mois, et quoique ne suivant plus que partiellement le traitement anti-tuberculeux, le malade a pu se livrer à quelques menus travaux de jardinage ou d'intérieur, mais en conservant une susceptibilité plus grande qu'auparavant à la fatigue et aux refroidissements. En outre un nouvel abcès osseux paraît se former vers l'extrémité antérieure de la huitième côte droite. Mais le malade ayant repris le traitement dans toute son intégrité, sent ses forces revenir et il espère encore une fois reprendre ses travaux habituels. Le résultat obtenu, tout imparfait qu'il est, me parait d'autant plus appréciable qu'il s'agit d'un malheureux vivant, il est vrai, au grand air, mais obligé de vivre du régime habituel aux ouvriers des champs, dont les fonctions digestives n'ont jamais été parfaites, et sont même beaucoup plus défectueuses depuis la dernière complication survenue.

Mais où le traitement est susceptible de donner des résultats brillants et durables, c'est chez les tuberculeux que les circonstances permettent de traiter *au début même des manifestations indiscutables du mal.* En disant cela, j'ai surtout en vue les tuberculoses pouvant se produire ou prendre un brusque développement à la suite d'affections aiguës telles qu'une pleurésie, une pneumonie ou une broncho-pneumonie, ou encore ce qui a été souvent constaté depuis quelque vingt-cinq ans et plus, être la conséquence d'infections grippales plus ou moins diffuses, mais accompagnées de manifestations broncho-pulmonaires, et d'embarras gastro-intestinaux plus ou moins intenses et très tenaces. Pour ceux-là, on peut les tirer d'affaire, sinon tous, du moins dans une très forte proportion, et assurer chez eux la disparition des lésions et la guérison définitive, grâce à un traitement de deux à six mois de durée, et, exceptionnellement, dans les cas d'infiltrations pulmonaires très étendues et massives, d'une durée supérieure.

Même la tuberculose liée à certains états tels que la syphilis, la grossesse et le diabète, associations qui la font volontiers taxer par les auteurs de presque incurabilité, est susceptible, le plus souvent, d'une amélioration durable ou permanente, et, dans nombre de cas de guérison parfaite.

Quant à la tuberculose provoquée par l'exercice de certains métiers à poussières chez les individus prédisposés, (boulangers, tailleurs de grès, notamment), elle semble encore plus facilement et plus promptement curable que les autres, à la condition toutefois que les malades changent de métier, et suivent le traitement voulu.

La guérison, totale ou relative, sera bien entendu plus ou moins longue à obtenir suivant les conditions dans lesquelles se trouveront placés les sujets à traiter, la forme elle-même et les divers modes d'évolution de la maladie, considérée à la fois au double point de vue clinique et anatomique, la force de réaction dont sera susceptible l'organisme, enfin, le fonctionnement plus ou moins satisfaisant des voies digestives. Mais, somme toute, c'est l'état général du malade et la manière dont se comportent ses organes digestifs qui dominent la situation dans le traitement de la tuberculose pulmonaire. Si la déchéance organique au moment de la manifestation initiale du mal, est due à une cause accidentelle et passagère, si l'assimilation se fait bien, la guérison sera facile à obtenir même dans des cas en apparence désespérés. Si l'état général laisse à désirer depuis longtemps, s'il existe un catarrhe gastro-intestinal accentué et tenace, il faudra souvent se contenter de réaliser la résistance au mal et d'empêcher les progrès de ce dernier, avec seulement une amélioration plus ou moins grande des lésions locales. Les tuberculoses qui s'installent d'une façon insidieuse, sans réaction organique appréciable, précédées le plus souvent d'une petite toux sèche, intermittente, sans gravité apparente pour le sujet, avec une expectoration insignifiante ou même nulle, sont très tenaces et peu susceptibles d'une guérison définitive. Il est vrai qu'on est très rarement appelé à les traiter à leur début. De même sont assez difficilement curables les sujets chez lesquels l'amaigrissement est précoce et progressif, malgré l'état stationnaire des lésions et une apyrexie constante, en apparence tout au moins pour le sujet atteint[1]. Là encore le médecin devra presque toujours se contenter d'arrêter l'extension de la déchéance organique et s'efforcer d'obtenir une guérison relative. Quant à la forme commune de la tuberculose pulmonaire avec ou sans phtisie, une amélioration très appréciable sera rapidement obtenue par l'application du traitement, rarement la guérison définitive ; mais du moins l'existence ne sera pas à charge aux malades, qui pourront vaquer à leurs occupations et vivre la vie de tout le monde, sauf à observer les règles d'une hygiène très stricte. Et, dans l'état actuel de la thérapeutique de la tuberculose pulmonaire, de tels résultats constitueront un progrès sensible, en attendant qu'on arrive à trouver mieux.

1. Nombre de tuberculeux ont de la fièvre sans s'en douter : chez les uns c'est de la fièvre de fatigue, qui se produit vers la fin de la journée, et n'est pas le plus souvent incompatible avec un bon appétit ; chez d'autres c'est au contraire le type continu, ou rémittent, mais à maximum ne dépassant guère 38°.

CHAPITRE II

CAUSES D'INSUCCÈS DES TRAITEMENTS ACTUELS. — ABUS DANS L'ALIMENTATION ET LA THÉRAPEUTIQUE DES TUBERCULEUX. — CONDITIONS HYGIÉNIQUES INDISPENSABLES POUR ASSURER LA GUÉRISON DES MALADES A QUELQUE PÉRIODE QU'ILS SOIENT DE LEUR MALADIE.

Je dis donc qu'il est possible d'instituer un traitement médicamenteux qui, tout en étant inoffensif, est susceptible de guérir la très grande majorité des tuberculoses initiales avérées ; — d'amener, chez les sujets dont le mal date de plus de deux mois, parfois la guérison, le plus souvent une amélioration équivalant à la presque guérison, suffisante en tout cas pour leur permettre de vaquer à leurs occupations habituelles ; — d'enrayer tout au moins dans nombre de cas le mouvement de consomption, encore qu'il soit déjà invétéré, et même d'amener, quoique très exceptionnellement, la guérison chez les sujets doués d'une énergie vitale accentuée ;

Traitement simple peu encombrant, commode à suivre, n'entraînant point l'obligation d'un régime spécial, mais seulement la réduction à un strict minimum facilement acceptable dans les milieux sociaux les moins fortunés, des prescriptions à observer en ce qui concerne l'alimentation ;

Traitement point par trop onéreux, accessible en somme à tous, et qu'il sera facile aux ouvriers de suivre grâce aux dispensaires déjà existants, ou que l'on pourrait établir dans les centres les plus importants, et dans les établissements hospitaliers disséminés aujourd'hui à peu près partout.

Ce traitement, susceptible de variations ou de modifications de détail, suivant les formes de la maladie et les sujets à traiter, n'est point basé sur des moyens thérapeutiques extraordinaires. Il comporte les prescriptions hygiéniques pratiques sur lesquelles tous les médecins semblent d'accord et dans la mesure où elles seront applicables. Quant au traitement médicamenteux proprement dit, il consiste dans l'administration de substances connues et éprouvées, mais plus judicieusement prescrites, et surtout préparées de façon à éviter les inconvénients souvent graves qui les ont fait rejeter, ou qui en ont empêché la vulgarisation dans la pratique médicale.

On l'a déjà dit : « Selon la médication dont on use, selon l'individu que l'on traite et selon toutes les circonstances qui peuvent se rattacher à tel ou tel cas donné, il faut que le médecin saisisse ce point jusqu'où il convient d'aller, et qu'il ne faut pas dépasser. Tout dépend de là. Le bon ou le mauvais succès en sera la suite et il est impossible que le médecin ait à cet égard d'autres règles que son tact et son coup d'œil. Il lui faudra en tout cas tenir le plus grand compte des formes si variées de l'évolution tuberculeuse en même temps que de la résistance de l'organe et de celle de l'organisme. » Il faut le dire en toute franchise, ces règles si sages sont très peu observées par la plupart des médecins, et si, ces derniers temps, on s'est élevé avec force contre les abus de la suralimentation, il y aurait encore lieu de s'élever contre ceux de la surthérapeutique. J'attribue, je l'avoue, à ces abus l'insuccès presque constant des traitements médicaux dirigés contre la tuberculose pulmonaire.

Aussi le médecin devra-t-il tout d'abord commencer par débarrasser son esprit de tout préjugé et de tout engouement excessif. En disant cela je vise ceux qui, trop nombreux encore, ont adopté et surtout exagéré la formule : suralimentez-vous ! et celle plus récente : recalcifiez-vous ! formules adoptées avec trop d'enthousiasme, et d'autant plus désastreuses, surtout la première, qu'une foi trop ardente dans un moyen thérapeutique, empêche d'en saisir les côtés défectueux ou dangereux, ou simplement vains. On devra éviter avec autant de soin de tomber dans l'excès opposé, je veux dire dans ce scepticisme thérapeutique, quelque justifié qu'il puisse être par l'inefficacité finale, à l'heure actuelle, des traitements médicamenteux préconisés contre la tuberculose, mais qui le plus souvent n'aboutit qu'à inspirer le découragement aux malades. Je le dis par expérience : on s'est peut-être trop hâté d'abandonner tels ou tels médicaments qui, dès le début, avaient donné des espérances plus ou moins grandes, parce que la suite n'a pas paru répondre aux bons résultats obtenus tout d'abord.

Mais, avant d'aborder la question du traitement médicamenteux proprement dit de la tuberculose et de la phtisie pulmonaires, je crois devoir insister sur certains détails d'hygiène corporelle ou alimentaire laissés un peu trop au second plan par les auteurs et, plus spécialement, sur certaines précautions que doit prendre tout tuberculeux, à quelque degré qu'il soit, et, à plus forte raison, tout phtisique : précautions dont l'inobservance est de nature à compromettre et même à rendre inefficace le traitement le mieux approprié et le mieux conduit.

Le médecin devra veiller avant tout à favoriser chez ses malades l'assimilation. Par ce seul fait, il réussira à enrayer le procédé organique contraire, le mouvement de désorganisation et celui de consomption allant de pair sans jamais se séparer. Il faudra donc, comme le conseillait le prof. Peter « entourer de soins pieux l'appareil digestif » des tuberculeux, en tout cas de soins d'autant plus empressés que le fonctionnement de cet appareil laissera davantage à désirer. Surtout le médecin déconseillera la suralimentation si en faveur dans le public, grâce à la vulgarisation par la grande presse des notions de médecine et de thérapeutique. Parfois le procédé paraît donner de bons résultats au début ; mais, en fin de compte, il hâte dans l'immense majorité des cas la catastrophe finale. Je reviendrai sur ce point à propos du traitement des troubles gastriques des tuberculeux et du régime qu'il convient d'imposer à ces derniers.

Les partisans de la cure d'aération se plaignent des difficultés qu'ils éprouvent à combattre chez leurs malades (et c'est le cas en France), les préjugés contre le froid et le refroidissement : « Il ne faut pas, dit le prof. Brunon, confondre l'action du froid et l'action du coup de froid. Le froid est une source d'énergie pour l'homme sain et pour l'homme malade, *s'ils sont convenablement couverts*. Le coup de froid est un traumatisme qui peut être la cause d'accidents. La fenêtre ouverte et le séjour en plein air ne seront jamais des causes de maladie, tandis qu'une douche d'air froid prise sur une automobile, ou le refroidissement d'une nuit passée dans les neiges peuvent être le point de départ d'accidents graves. » Cela est très vrai, mais tout à fait insuffisant. Ce dont le prof. Brunon et avec lui la plupart des phtisiographes d'aujourd'hui semblent ne pas se douter, c'est qu'à côté du coup de froid brutal, il y a le coup de froid insidieux d'autant plus redoutable qu'on s'en méfie moins, et que les tuberculeux semblent même avoir comme une tendance naturelle à le rechercher.

Le tuberculeux mettra donc le plus grand soin à échapper aux conditions météorologiques saisonnières avec lesquelles les personnes en bonne santé elles-mêmes ont à compter plus ou moins. Ces conditions sont habituelles dans les régions méridionales et se présentent d'autant plus rarement qu'on avance vers le Nord. En principe, il ne faudrait pas qu'un tuberculeux pulmonaire éprouvât de changement brusque et accentué de température, par exemple allât stationner, ne fût-ce que de courts instants, dans une pièce froide ou glaciale, venant d'une autre ayant une température de plus de dix degrés supérieure, ou, après une chaude journée de printemps, s'exposât immobile, insuffisamment couvert, et surtout avec des effets plus ou moins imprégnés de sueur, à la fraîcheur du soir. C'est, en effet, à la répétition d'imprudences le plus souvent inconscientes, comme cette dernière, que les tuberculeux des régions méridionales doivent de voir leur maladie évoluer avec une implacable rapidité et prendre le plus souvent une forme active : les tuberculoses torpides n'y sont pour ainsi dire pas connues, tandis qu'elles sont la forme la plus habituelle des régions moyennement tempérées et de celles du Nord[1]. Ce n'est pas sans raison que les médecins d'antan redoutaient si fort le *serein*, même pour les personnes en bonne santé, et conseillaient, pour en conjurer les effets, la pratique des règles de l'hygiène relatives à l'usage des choses environnantes (*circumfusa*). De sorte que plus le pays habité par un tuberculeux sera rapproché des tropiques, et plus il faudra que le malade se mette en garde, dans les saisons intermédiaires, et tout spécialement au renouveau, contre la fraîcheur de la brise du soir.

Il ne faut pas perdre de vue, en effet, que les transitions brusques de température provoquent chez l'homme sain, une réaction physiologique complexe tout à la fois du système vasculaire, du chimisme des

1. Dans les pays chauds, du moins chez les adolescents et les adultes, la tuberculose est moins commune que dans nos climats tempérés, mais, quand elle atteint un sujet, elle a une marche très rapide ou tend à la forme aiguë. On sait d'ailleurs que, même dans nos climats, lorsque sévissent des étés exceptionnellement chauds, ceux-ci exercent une influence aggravante très marquée dans la phtisie pulmonaire.

humeurs et des combustions intra-organiques[1]. S'il est insuffisamment vêtu, cette réaction pourra être impuissante à compenser les suites de la perturbation produite dans les fonctions de transpiration ou simplement de perspiration cutanée, et alors une répercussion se produira fatalement sur les organes faibles du corps. Chez le tuberculeux pulmonaire, l'effet d'un tel refroidissement, pour léger et peu prolongé qu'il soit, se traduira le plus souvent par une poussée congestive du côté des lésions existantes, avec formation granuleuse nouvelle autour du foyer primitif et fièvre, parfois même, si le refroidissement a été prolongé, par une granulie aiguë. Suivant le degré et la durée du refroidissement il pourra arriver, en dehors de cette extrémité si fâcheuse et irrémédiable, et le cas se produit assez fréquemment, qu'une tuberculose jusque-là torpide devienne active et fébrile permanente, ou prenne le caractère d'une phtisie galopante. Aussi, plus on avancera dans le midi et mieux il sera de recommander aux tuberculeux de prendre contre le refroidissement vespéral les précautions conseillées dans les pays chauds pour éviter l'infection paludéenne, notamment de ne s'aventurer à la fraîcheur du soir, une fois le soleil couché, qu'avec des vêtements absoluments secs et suffisants pour éviter toute déperdition de calorique. Le plus simple même sera de prescrire aux tuberculeux, quels que soient leur état général et le degré de leurs lésions

1. Cette réaction est due, non pas au *froid*, comme d'aucuns pourraient le penser, mais au seul changement brusque de température. Il suffit pour qu'elle se produise que les degrés qui se succèdent rapidement présentent un écart considérable, sans pour cela que la nouvelle température soit à proprement parler froide. C'est ainsi qu'un abaissement brusque de température d'environ 12 à 15°, par exemple, produira tous les effets d'un froid subit, quoique le thermomètre étant à +35°, il ne le fasse descendre qu'au 23° ou 20° au dessus de 0°, et que cette dernière température représente dans nos pays tempérés une chaleur notable. La variation se ressent d'autant mieux que la température est plus extrême; ainsi, dans le plus grand chaud comme dans le plus grand froid, on l'a très anciennement observé, elle est plus remarquable que dans les températures moyennes.

locales, à plus forte raison à ceux qui sont déjà phtisiques, le port de vêtements de laine, des pieds à la tête, exclusivement, surtout si l'on a quelque raison de ne pas compter sur une docilité absolue de leur part sur ce point spécial.

Il faudrait encore que les tuberculeux ne faisant pas la cure d'aération n'habitassent jamais des pièces à une température de plus de 15 à 20° c. ; et, comme les systèmes actuels de chauffage central entrainent un dessèchement de l'air particulièrement nuisible aux tuberculeux, il faudra exiger que ceux-ci tiennent en permanence un récipient plein d'eau auprès des sources de calorique des pièces habitées par eux. Cela n'empêchera nullement les malades de s'aguerrir peu à peu au froid, en prenant, surtout au début, des précautions minutieuses, qui pourront devenir superflues à la longue, à mesure que l'amélioration s'affermira.

En résumé, le médecin, s'il a pu obtenir du malade traité qu'il ne se livre à aucun écart de régime de nature à provoquer des troubles gastro-intestinaux, à aggraver ou entretenir ceux qui existent le plus souvent dès le début du mal, et qu'en outre, il ne fasse, eu égard aux refroidissements, aucune imprudence susceptible d'amener du côté des poumons une poussée congestive ou spécifique, le médecin, dis-je, aura, de ces deux seuls chefs, rempli les trois quarts de son rôle. Les médicaments ne seront plus qu'un moyen de mettre le malade à même de résister aux conditions qui ont provoqué directement ou indirectement l'éclosion du mal, s'il n'est pas possible de les éliminer toutes, et de réparer dans la mesure du possible, souvent même de guérir définitivement, grâce à leur action spécifique ou simplement stimulante, les lésions existant déjà.

CHAPITRE III

Ce que doit réaliser le traitement médicamenteux dans la tuberculose pulmonaire. — Direction générale a lui donner. — Traitement de la tuberculose au début. — Traitement des formes aiguës de la phtisie, granulie et phtisie galopante.

Le traitement proprement dit, qu'il s'allie ou non à certains moyens hygiéniques reconnus salutaires dans la tuberculose pulmonaire, comme la cure de repos, l'aération, le séjour à la campagne, mais le plus souvent inapplicables, dans leur ensemble, à la majorité des malades, doit avoir pour triple but : 1° de relever l'état général du malade ; 2° d'enrayer le développement et l'évolution des granulations ou des tubercules, tout en favorisant leur élimination, leur résorption, ou leur transformation inoffensive, suivant le cas ; en outre, s'il s'agit de tuberculose à la période de fonte purulente, d'assécher l'expectoration, et, comme conséquence, de supprimer les infections secondaires surajoutées provenant du pullulement, dans les produits pathologiques de sécrétion bronchique et les exsudats pulmonaires, de nombreuses variétés de micro-organismes ; 3° enfin, de rétablir les fonctions digestives le plus ordinairement altérées, afin de rendre l'assimilation aussi parfaite que possible, ce qui est une condition indispensable de guérison.

Le malade dont le poumon est atteint de tuberculose confirmée est sous le coup d'une intoxication continue qui doit fatalement l'affaiblir, et l'amener tôt ou tard à un état plus ou moins accentué d'amaigrissement et d'asthénie, de phtisie en un mot[1]. Les sources de cette intoxication sont multiples. Il faut mettre en premier lieu le produit morbide lui-même qui, à son stade de tuberculisation et surtout à celui de caséification, est éminemment toxique, ainsi qu'il résulte des expériences de MM. E. Solles et Baillet. A cette cause de déchéance pour l'organisme, s'ajoutent, dans la phtisie chronique comme je viens de le dire, les infections secondaires provenant de toxines élaborées dans les sécrétions pathologiques elles-mêmes du poumon et des bronches, par le développement d'une riche flore microbienne. La résorption en grande abondance de ces toxines, est peut-être encore plus nocive à l'organisme, dans les tuberculoses ouvertes, que celle des produits tuberculeux eux-mêmes. Et toutes deux s'accompagnent ordinairement d'une réaction fébrile plus ou moins accentuée, de type rémittent, ou même hectique, vers la période terminale, dans la forme commune du mal. Très fréquemment une troisième cause, d'une ténacité désespérante parfois, intervient dans tous les cas un peu sérieux : je veux parler de l'intoxication d'origine gastro-intestinale.

De là résulte la direction générale à donner au traitement des tuberculeux et des phtisiques. Il va sans dire que le traitement ne sera pas le même pour tous, et qu'il ne consistera pas dans une formule unique et invariable, applicable à tous les cas : depuis ces tuberculeux toussant et crachant durant des années, tout en ayant les apparences extérieures d'une bonne santé, jusqu'aux phtisiques chez lesquels la tuberculose semble être la

1. Dans les cas les plus heureux, bien rares à la vérité, la compensation se fait, et l'on voit l'équilibre se maintenir pendant des années sans traitement, grâce à des circonstances qu'il serait bien difficile, sinon impossible, de déterminer.

dernière phase morbide d'un organisme déjà en pleine déchéance, les nuances les plus diverses s'observent. Le traitement sera donc, par suite, sujet à variations, sans parler des indications spéciales imposées par les circonstances particulières de l'évolution du mal, ou la constitution des sujets à traiter. Je serais tenté d'ajouter que, dans les cas où la compensation se fait indépendamment de tout traitement, et où le sujet, ayant toutes les allures d'une bonne santé, est placé dans de bonnes conditions hygiéniques, il vaudrait peut-être mieux ne pas intervenir du tout, ou bien s'en tenir à un traitement général tonique et reconstituant.

J'envisagerai, au point de vue du traitement, plusieurs catégories de malades : 1° ceux dont le mal est à son début, indiscutable, avec signes perceptibles à la percussion et à l'auscultation, succédant immédiatement à une affection aiguë des bronches, du poumon, ou à une pleurésie, ou encore à une maladie infectieuse telle que la grippe, la rougeole, la fièvre typhoïde, etc.; 2° ceux dont l'infection tuberculeuse prend toutes les allures d'une affection aiguë, (granulie ou phtisie galopante) ; 3° les malades atteints de la forme commune de la phtisie pulmonaire ; 4° enfin les tuberculeux présentant des formes rares ou anormales du mal, ou atteints en même temps d'autres affections pathologiques associées, comme le diabète, la syphilis, le paludisme, et la tuberculose chez les femmes en état de gestation.

Je consacrerai ensuite quelques pages à la fièvre des tuberculeux, aux poussées aiguës survenant au cours des formes diverses de la phtisie ; je traiterai enfin du régime alimentaire qu'il conviendra de faire suivre aux malades et des troubles gastro-intestinaux qui accompagnent si souvent et aggravent, par contre-coup, leurs lésions pulmonaires.

I. — Traitement de la tuberculose au début

Lorsqu'à la suite d'une infection grippale avec manifestations pulmonaires, d'une broncho-pneumonie, d'une pleuro-pneumonie, d'une simple pleurésie, il persiste sur un point quelconque du poumon, mais ordinairement à l'un des sommets, une zone avec matité ou submatité à la percussion, et une diminution notable du murmure respiratoire ou des bruits anormaux, on peut cliniquement affirmer presque à coup sûr l'existence d'une granulose commençante. Mais je me hâte de le dire, une telle tuberculose est facile à enrayer, et la guérison peut s'obtenir le plus souvent avec *restitutio in integrum* de l'organe lésé. Même ces hépatisations pulmonaires plus ou moins profondes, étendues à tout un côté de la poitrine, de nature tuberculeuse, constatées assez fréquemment depuis le retour de l'épidémie grippale, sont susceptibles de guérir sans autre reliquat parfois de l'affection primitive qu'une diminution de l'amplitude respiratoire et de l'élasticité du poumon lésé. Si malgré les puissants moyens thérapeutiques dont on dispose, l'on n'aboutit qu'exceptionnellement, à l'heure actuelle, à un résultat favorable, surtout quand il y a déjà des bruits anormaux (craquements, râles, etc.), c'est, comme je l'ai dit plus haut. que l'emploi de ces moyens est abusif, tout au moins exagéré au point de retarder la guérison, qui devient d'autant plus malaisée à obtenir dans la suite, que l'effet thérapeutique des médicaments mis en jeu est épuisé, et même est devenu nocif parce qu'on a trop longtemps persisté dans leur emploi. Et le succès qui, à un moment donné, serait venu tout seul pour ainsi dire, se trouve de la sorte irrémédiablement compromis le plus souvent. Il faut bien se mettre dans l'esprit que ce n'est pas le médicament qui guérit ; il combat plus ou moins efficacement certains symptômes, stimule les diverses fonctions plus ou moins alanguies ; et le malade se trouvant d'ailleurs placé dans des conditions favorables, l'organisme par les énergies qu'il sait mettre en jeu, arrive seul à réparer, effacer, restaurer, à assurer en un mot la guérison. J'ajouterai même que plus la maladie est ancienne, et moins le médecin doit être pressé de guérir, je veux dire d'employer une médication trop énergique, qui toujours, ou à peu près, sera susceptible d'amener une amélioration immédiate, mais passagère, et en fin de compte ira presque sûrement, parfois même très rapidement, à l'encontre du but, c'est-à-dire de la guérison.

Mais, c'est surtout avec les formes aiguës à lésions définies (granulations ou gros tubercules), granulie et phtisie galopante, relativement rares, surtout la première, dans nos climats, qu'il conviendra d'être circonspect dans l'emploi des médications réputées énergiques, qu'il s'agisse des substances vantées contre la tuberculose, ou de la méthode qui se dit scientifique ; le mieux sera même de les laisser absolument de côté. De même, dans la tuberculose chronique à lésions profondes ou étendues, aussi dans la forme chronique à fièvre peu accentuée mais continue, ou seulement avec tendance, chez le sujet traité, à faire de la fièvre, la plus grande prudence devra présider dans l'emploi des médicaments actifs.

Au début d'une tuberculose apyrétique, avec état général peu atteint (à moins qu'il ne s'agisse d'une lésion favorisée par une maladie aiguë antécédente), et symptômes peu accentués, le malade atteint se trouvant d'ailleurs dans des conditions hygiéniques convenables, beaucoup de traitements sont susceptibles d'amener la guérison des lésions, et notamment ceux qui ont pour base la créosote. Si, le plus souvent, cette dernière substance ne réussit pas mieux, je veux dire d'une façon durable, entre les mains de ceux qui l'emploient, c'est que les doses sont trop fortes d'emblée, qu'on croit devoir les augmenter encore dans la suite, et les faire continuer presque sans interruption. Parfois, c'est le mode d'emploi qui est défectueux ; et du moment qu'avec un médicament actif comme la créosote, l'appétit diminue, on peut être assuré que cette substance n'exercera plus une action salutaire. En en réduisant l'emploi aux doses considérées comme faibles par les auteurs modernes de thérapeutique, et au délai d'une ou deux semaines, avec une semaine de repos, on en obtiendra des résultats infiniment meilleurs et surtout plus durables ; et la guérison surviendra, un peu lentement peut-être, mais sûrement. Au nombre des préparations excellentes, je mettrai encore les vieilles pilules de Latour (chlorure de sodium et tanin, āā 0 gr. 20), à conseiller plutôt chez les adolescents, et le mélange, à parties égales, de liqueur de Fowler et de teinture amère de Baumé, qui, seul, fera merveille dans la tuberculose dite de la cinquantaine, s'il est prescrit assez tôt.

Voici donc la direction générale de traitement qui m'a paru la meilleure après des essais variés remontant à plus de vingt-cinq ans.

A. — *Pleurésie tuberculeuse.* On peut affirmer, presque à coup sûr, qu'une pleurésie *a frigore* qui ne se rattache pas à une cause étiologique nette, (pneumonie ou maladie infectieuse bien définie), ou dont le liquide ne renferme pas exclusivement, ce qui est d'ailleurs très exceptionnel, des pneumocoques, des staphylocoques, etc., est de nature tuberculeuse. Du moins est-il sage de considérer comme telle toute pleurésie qui n'a pas fait sa preuve, même si les méthodes de laboratoire donnent des résultats négatifs.

En principe, il vaut mieux ne pas pratiquer la thoracentèse, surtout au stade fébrile, à moins d'une indication urgente ; l'épanchement se résorbe, dans l'immense majorité des cas, sous l'influence d'une révulsion quotidienne légère, et du traitement général. S'il s'agit d'un cas sans signes d'infiltration du sommet du poumon correspondant, il faudra le traiter jusqu'à son déclin par les moyens classiques. Puis faire tous les cinq jours, au malade, au tiers inférieur et postérieur du bras, à une plus ou moins grande hauteur au-dessus du coude, une injection hypodermique de cacodylate de soude de o gr. 05 (dose d'adulte), soit encore, si l'état général laisse à désirer, de cacodylate de soude, (même dose) associé à un ou deux milligrammes de strychnine. Les premières injections pourront même être faites, s'il y a lieu, à un intervalle moindre, trois jours, par exemple, et l'on continuera les mêmes injections de cinq jours en cinq jours jusqu'au nombre de dix à quinze, suivant les cas. Cette dose totale ainsi répartie sur un laps de temps de six à douze semaines environ sera le plus souvent suffisante.

Si, au contraire, il y a infiltration plus ou moins étendue du sommet correspondant appréciable aux moyens d'investigation habituels, on alternera les injections de cacodylate de soude et strychnine avec des injections de gaïacol iodoformé-camphré (une tous les trois jours).

Le traitement *per os* prescrit dès le début des injections, et indiqué plus loin (ch. IV, *Traitement commun*), devra être poursuivi au-delà de ce terme, pendant plusieurs mois, et repris ultérieurement, s'il y a lieu, après une période de repos plus ou moins longue.

Je n'oserais conseiller, d'une manière générale, pour les pleurésies, surtout celles qui sont accompagnées de signes indubitables d'une lésion pulmonaire spécifique, le traitement préconisé par le prof. Picot en 1891[1], et qui consiste en injections d'une solution huileuse de gaïacol et d'iodoforme (gaïacol 0 gr. 05, iodoforme 0 gr. 01 pour un cmc.), au nombre de trois par jour, pendant un ou deux septénaires. Ce traitement est susceptible d'amener la guérison complète de la pleurésie dans un laps de temps très court. Mais il peut avoir de sérieux inconvénients qui l'ont fait abandonner dans la tuberculose pulmonaire, après une période d'engouement qui n'a pas excédé trois ans[2].

B. — *Tuberculose pneumonique* (pneumonie caséiforme, phtisie pneumonique). Une pneumonie tuberculeuse est le plus souvent assez facile à différencier d'une pneumonie franche aiguë. Si parfois elle paraît avoir, comme cette dernière, un début brusque, on note que, même dans ce cas, elle a été ordinairement précédée de symptômes prémonitoires tels qu'une toux plus ou moins fréquente, la diminution de l'appétit, de l'amaigrissement, et, plus rarement, des sueurs nocturnes. D'ailleurs, sauf exceptions, elle a des signes moins nets et moins précis, et point l'évolution de la pneumonie franche aiguë ; au contraire, des signes discordants, par exemple de la matité avec souffle tubaire, sans augmen-

1. Prof. Picot (de Bordeaux). *Traitement de la Tuberculose pulmonaire et de la pleurésie tuberculeuse par des injections hypodermiques de gaïacol iodoformé* (Sem. Méd. 1891, p. 77.) Plusieurs thèses ont été consacrées à ce mode de traitement dans l'année qui a suivi la publication de M. le Pr. Picot, notamment celles des Drs de Mahis (Paris), Vabre (Montpellier), Anghelovici (Lyon),

2. Bien que ce travail vise exclusivement le traitement de la tuberculose pulmonaire, je dois dire que le traitement par les injections de gaïacol iodoformé, aidé du traitement général indiqué plus loin, parvient aussi à enrayer et guérir assez rapidement la péritonite tuberculeuse ; on peut, sans crainte, user plus largement de ces injections que dans la tuberculose pulmonaire, en les faisant alterner avec les injections d'huile iodoformée et en y associant du camphre à la période fébrile. Mais il vaudra mieux ne commencer le traitement qu'à la période d'état, le diagnostic une fois bien établi. La guérison survient en moins d'un mois ; mais il faudra continuer le traitement général pendant les 3 à 6 mois qui suivront.

tation des vibrations thoraciques, ou avec augmentation sur un point, diminution sur un autre. Ce qui la distingue encore c'est un silence respiratoire persistant souvent longtemps. Au point de vue fonctionnel, elle se caractérise par une dyspnée qui ne manque presque jamais. Quant à la température, si elle est assez élevée au début avec tendance à se maintenir « en plateau », elle est sujette après les huit ou dix jours du début du mal à avoir des oscillations assez capricieuses. Enfin, la pneumonie tuberculeuse s'accompagne d'un mauvais état général très prononcé et d'un amaigrissement très précoce et qui va s'accentuant avec rapidité. La constatation de la température locale aidera à fixer le diagnostic, une fois écoulé le laps de temps que demande l'évolution d'une pneumonie franche aiguë.

La pneumonie tuberculeuse est beaucoup plus souvent susceptible de guérison qu'il ne semblerait à ce qu'en rapportent les auteurs classiques. Assurément, dans la période du début, et si la température se maintient très élevée, à 40° ou un peu au-dessus, elle peut tuer. Mais cette acuité fébrile peut être efficacement combattue au moyen d'injections d'huile camphrée à forte dose et d'une médication stimulante diffusible (acétate d'ammoniaque, potions alcoolisées.) Si la transformation caséiforme se produit sur une trop grande étendue du poumon, et elle est parfois très rapide, c'est la mort à une échéance qui peut ne pas excéder un mois. Si, au contraire, sous l'influence du traitement, le processus de caséiformisation peut être limité ou enrayé, la guérison surviendra, parfois très lentement, il est vrai, mais presque à coup sûr. Le pronostic peut donc rester en suspens à la période du début. Les variations de la température fixeront la conduite à tenir. Dès que la poussée aiguë du début sera calmée et que le mal semblera stationnaire, avec une fièvre atteignant 39° au plus, on commencera par faire tous les jours, des injections alternées d'huile camphrée à o gr. 20 et de gaïacol camphré (gaïacol o gr. 02 à o gr. 05, camphre o gr. 10 ou o gr. 20, suivant l'intensité de la fièvre vespérale, dose pour une injection), et ce, pendant une ou deux semaines. Une amélioration sensible se produit aussitôt et va s'accentuant ; dès qu'elle est suffisante, et que la fièvre a disparu ou tout au moins sensiblement baissé, faire tous les cinq jours des injections alternées de gaïacol iodoformé et camphré (gaïacol o gr. 05, iodoforme o gr. 01, camphre o gr. 20 par injection), et de cacodylate de soude (o gr. 05), et sulfate et strychnine (0.002) de façon que chaque substance soit administrée tous les dix jours. Même si l'organisme paraît avoir été profondément touché on pourra dans les deux premières décades faire entre les injections de gaïacol iodoformé-camphré, deux injections de cacodylate de soude et sulfate de strychnine à trois ou quatre jours d'intervalle, au lieu d'une.

Pour les hépatisations très étendues et profondes du poumon, et sans grande réaction fébrile, commencer dès que le mal paraît rester stationnaire, à faire des injections alternées de gaïacol iodoformé-camphré (G : 0.05 ; I : 0.01 ; C : 0.20) et de cacodylate de soude à o gr. 05 et sulfate de strychnine (0.002), une tous les cinq jours (tous les dix jours pour chaque sorte).

On continuera ainsi jusqu'à la guérison complète, si elle peut être obtenue, (ce qui sera le cas ordinaire, si l'on a pu dépister assez tôt le caractère spécifique de la pneumonie), ou jusqu'au stade d'une sclérose paraissant stationnaire et indélébile. J'ai encore pour habitude dans ces cas, mais seulement à partir du moment où se produit la défervescence, d'user du vésicatoire volant, malgré le discrédit, très immérité à mon humble avis, qui pèse sur ce moyen thérapeutique pourtant précieux, discrédit que regrettait, il y a plus de trente ans déjà, le prof. Jaccoud. Je n'ai eu qu'à me louer de son emploi.

Le traitement général *per os*, comme il est formulé au ch. IV, devra commencer en même temps que les injections de gaïacol iodoformé-camphré ; il sera poursuivi plusieurs mois après la guérison.

C. — *Tuberculoses à début banal.* Dans les cas de tuberculose débutante, avec matité plus ou moins accentuée du sommet et bruits anormaux, craquements, râles divers, indices d'une poussée congestive concomitante, faire, tous les cinq jours, une injection de gaïacol camphré, s'il y a une réaction fébrile assez accentuée, et pendant tout le temps que la fièvre se maintiendra à un taux dépassant 38° ; au cas contraire, une injection de gaïacol iodoformé-camphré tous les 6 à 12 jours. Si l'amélioration ne se produit pas assez vite, on intercalera soit des injections de gaïacol camphré ou encore des injections de cacodylate de soude, et sulfate de strychnine, à moins de contre-indication à l'emploi du composé arsénical.

Il conviendra de faire en outre, au niveau des lésions, une révulsion légère et ne pas perdre de vue qu'une irritation à la fois trop profonde et trop étendue des téguments est le plus souvent nocive, et peut provoquer, au pourtour du siège du mal, des poussées congestives, tout comme certains médicaments administrés à l'intérieur à dose excessive. Le mieux sera de donner la préférence à de petits cataplasmes sinapisés, renouvelés tous les soirs, et appliqués alternativement, un jour en avant, un jour en arrière de la poitrine ; ou à des applications temporaires de plaques de coton iodé de la grandeur de la paume de la main, et préalablement enveloppées d'un sachet de gaze. Quant aux pointes de feu, si l'on recourt à ce moyen, il faudra les faire très légères et très peu nombreuses, (pas plus de vingt à la fois, en avant, dans les espaces intercostaux, en arrière, dans les fosses sus et sous épineuses), et ne les renouveler que tous les cinq ou six jours, en variant les points d'application.

Le traitement général indiqué plus loin devra être prescrit d'emblée, en même temps que l'on commencera les injections hypodermiques.

D. — *Tuberculoses professionnelles.* Quant aux malades dont la tuberculose a pour cause occasionnelle et adjuvante l'inhalation continue, ou à peu près, de poussières irritantes, et est le plus souvent apyrétique ou faiblement pyrétique, on commencera par leur faire de prime abord des injections de gaïacol iodoformé, camphré ou pas, une tous les huit à dix jours, en intercalant s'il y a lieu quelques injections de cacodylate de soude à la dose indiquée plus haut ; le mal cèdera en six semaines à trois mois, et la guérison sera définitive, pourvu toutefois que le malade change de métier. Bien entendu je me place dans l'hypothèse, d'une affection de date récente, ou relativement. Mais ces tuberculoses professionnelles sont en général peu profondes et peu tenaces : le substratum tuberculeux est le plus souvent assez limité, en tout cas superficiel, et les symptômes de bronchite prédominent. Elles guérissent fort bien, même quand le traitement a été institué un peu tardivement, par exemple six mois à un an après leur début. Il faudra faire prendre aux malades en même temps qu'on leur fera les injections, un tonique général comme celui dont la formule est indiquée ci-après, et qui sera continué quelque temps après la disparition des lésions.

II. — Formes aiguës de la tuberculose pulmonaire.

Je ne m'étendrai pas longtemps sur ces formes qui sont le plus souvent irrémissibles. J'ai déjà parlé de la pneumonie, dite caséeuse, que les auteurs rangent parmi les formes aiguës, mais qui, à l'encontre de la granulie aiguë et de la phtisie galopante, est assez souvent curable. C'est surtout contre ces formes que l'on a parfois employé avec succès les sérums spécifiques. Mais, outre que sans ces produits, elles sont susceptibles de guérir, quoique très exceptionnellement, le sérum physiologique banal employé avec prudence, à une dose quotidienne ne dépassant pas 30 cmc, mais pouvant, dans certains rares cas, être poussée un peu au-delà, m'a paru être aussi efficace. Il peut se combiner avec des injections d'huile camphrée qui, comme lui, exercent une action assez efficace et combattent avantageusement l'état infectieux dans lequel se trouve l'organisme frappé.

Dans nombre de cas trop rares malgré tout, la *granulie aiguë* peut être enrayée dans son évolution : la température baisse, la dyspnée diminue, l'état typhoïde s'atténue. On peut, à partir de ce moment, cesser les injections de sérum et les remplacer par des injections de gaïacol iodoformé-camphré pratiquées tous les 5 à 10 jours, si les signes broncho-pulmonaires sont accentués, ou bien, au cas contraire, par des injections de cacodylate de soude et de strychnine, celles-ci renouvelées tous les trois jours d'abord, puis tous les cinq jours, jusqu'au rétablissement complet. Le traitement général indiqué sera aussi à instituer dès que la température ne sera plus que de 38° ou environ.

Le traitement par les sérums spécifiques a été préconisé, ou tout au moins essayé, contre la forme dite *galopante* de la *phtisie*, qui est en somme composée d'une série de poussées aiguës évoluant rapidement et s'accumulant en un petit nombre de semaines, ou de mois, tout au plus. En raison même de l'évolution rapide des lésions, caséiformisation et fonte purulente, il faudra être plus circonspect dans l'emploi des sérums quels qu'ils soient, et les injecter à dose encore plus faible que dans la phtisie aiguë. Les injections de gaïacol camphré conservent toujours leur indication ; mais il vaudra mieux, au moment des poussées fébriles les plus accentuées, diminuer la dose de gaïacol et la réduire de moitié, ou même au cinquième, sauf à y revenir chaque jour. Si l'on est assez heureux pour enrayer une première poussée traitée et prévenir les suivantes, ce sera un très notable résultat : malheureusement, la formation d'une caverne un peu vaste sera toujours une condition très défavorable pour arriver à la guérison définitive, quoique celle-ci ne soit pourtant pas impossible. Il faudra alors, pour favoriser la cicatrisation de la caverne, outre des injections de gaïacol-iodoformé-camphré, alternées, si faire se peut, avec d'autres de cacodylate de soude ou d'arrhénal, faire de la compression continue de la cage thoracique, au moyen de bandes de laine crêpée, que l'on enroulera autour de la poitrine et par dessus les épaules, de manière qu'il en résulte pour le malade une gêne respiratoire assez grande, sans exagération toutefois. Cette compression sera maintenue pendant huit à vingt jours, suivant l'étendue de la lésion, plus même si elle est bien tolérée, et qu'il s'agisse d'une caverne très vaste. La phtisie galopante est une des formes de la tuberculose où il conviendra de prescrire largement des poudres absorbantes calciques.

CHAPITRE IV

Traitement général commun aux diverses formes de tuberculose, et a prescrire a toutes ses périodes, avec plus ou moins de modifications suivant les circonstances.

Les traitements spéciaux que je viens d'indiquer pour les formes diverses de la tuberculose initiale pourraient peut-être suffire chez les sujets vivant au grand air de la campagne et placés dans des conditions de bien-être matériel et moral leur permettant de se mettre à l'abri des causes accidentelles ou adjuvantes du mal. Mais leur action serait parfois trop lente surtout pour favoriser la résorption, ou l'élimination, ou seulement la transformation inoffensive des produits granuleux ou tuberculeux qui ont envahi le poumon et l'encombrent plus ou moins. Très souvent aussi l'amélioration, pourtant marquée, qu'ils produisent sur l'état général est insuffisante : il faut à tout prix donner aux malades, surtout à ceux dont l'organisme est, du fait de l'infection, dans un état de misère physiologique prononcée, et fût-ce par des moyens factices, l'énergie suffisante pour accélérer le plus possible la guérison. D'où la nécessité de prescrire des stimulants et des toniques généraux tels que le quinquina, la coca, la kola, la strychnine... Quant aux formations pathologiques, granulations, tubercules gros ou petits, dont il est urgent de débarrasser l'organe lésé, je ne connais qu'une seule substance susceptible de donner, à cet égard, des résultats constants et satisfaisants : c'est l'iodure de potassium. J'entends d'ici les objections que l'on me fera à propos de ce médicament ; mais j'y répondrai plus loin. J'ai d'ailleurs pour moi une expérience déjà longue. Il va de soi que plus le dépôt pathologique sera récent, et mieux le médicament agira, et en un temps le plus souvent très court ; d'après mes observations cliniques, une infiltration spécifique datant de moins d'un mois, peu profonde, quoiqu'assez étendue ne résistera pas deux mois à l'action de l'iodure. Même ces infiltrations massives de tout le poumon avec substratum tuberculeux, constatées parfois à la suite d'une pleuro-pneumonie grippale ou d'une grippe grave et qui sont le phénomène initial d'une tuberculose à marche rapide, seront susceptibles de s'atténuer très sensiblement, et même de guérir complètement. Mais on comprendra sans peine que, dans ces cas exceptionnels, le traitement doive être de longue durée, et suivi avec constance et persévérance, pendant six mois au moins, parfois un an et plus.

Voici la formule de la préparation que j'ai pris pour habitude de prescrire afin de répondre à la double nécessité et de relever l'état général du tuberculeux et de libérer l'organe atteint des produits morbides qui l'ont envahi ; cette préparation a encore le très précieux avantage de rendre à la longue l'organisme moins accessible à une récidive du mal :

Iodure de potassium cristallisé de très récente préparation........	4 à 6 gr.
Bromure de potassium............	6 à 12 gr.
Sulfate de strychnine	3 à 4 ctg.
Teinture de quinquina	20 cmc.
Teinture de coca.................	ãã 40 cmc.
Teinture de kola.................	
Glycérine neutre.................	ãã 100 cmc.
Sirop d'écorces d'or. am..........	

M... Potion à prendre à la dose d'une grande cuillerée au moment ou au milieu du repas du matin, pendant plusieurs mois, et vingt jours consécutifs chaque mois, jusque trois mois au moins après la disparition des lésions locales dans les tuberculoses récentes, indéfiniment dans la tuberculose et la phtisie chroniques.

On pourra la modifier suivant les circonstances, substituer par exemple au sirop d'écorces d'oranges du sirop de ratanhia si riche en tanin, y ajouter un produit arsénié, liqueur de Fowler ou arséniate de soude, supprimer même, par exemple, dans les bronchites tuberculeuses professionnelles, le mélange ioduré-bromuré et la strychnine, et les remplacer par LX à C gouttes de Liqueur de Fowler au titre du Codex de 1884, etc.

Comme il arrive souvent que les tuberculeux ont les digestions défectueuses, avec catarrhe gastro-intestinal plus ou moins accentué, passé à l'état chronique, il sera bon de leur faire prendre pendant toute la durée de la potion ci-dessus, du salol à la dose de 0 gr. 25 au moment des repas de midi et du soir, ou aussitôt après, de préférence en fusion dans une cuillerée de liquide chaud, (40° au moins) bouillon, lait, ou infusion anodine.

Si le malade ne récupère pas ses forces assez vite à son gré, et que l'appétit laisse à désirer, on lui prescrira pendant la période de repos de la potion tonique iodurée bromurée, et à chacun des repas de midi et du soir, soit un granule de sulfate de strychnine d'un milligramme, soit six gouttes d'un mélange à parties égales de teinture de noix vomique et de liqueur de Fowler du codex de 1884, suivant le cas. Ces préparations constituent, à la dose indiquée, d'excellents toniques amers et excitants médullaires, et ont un effet très heureux sur les fonctions digestives trop souvent alanguies chez les tuberculeux. Je compte d'ailleurs revenir sur ce sujet un peu plus loin. S'il ne faut qu'agir sur le moral d'un malade ayant une grande confiance dans les médicaments, on se contentera de prescrire un tonique général plus ou moins anodin, tel que le glycérophosphate de chaux ou tout autre.

Tel est le traitement qui, avec les modifications d'ailleurs peu importantes exigées dans certains cas particuliers, m'a donné des résultats constants, nettement et définitivement curatifs en une moyenne de deux à quatre mois pour les tuberculoses de date très récente ; et, pour la très grande majorité des tuberculoses invétérées, une amélioration équivalant à la presque guérison, même la guérison dans à peu près un quart des cas que j'ai eu à traiter. Mais il faut ajouter qu'on ne guérit pas un tuberculeux chronique malgré lui et que ce dernier sera d'autant plus assuré d'obtenir de bons effets du traitement, qu'il voudra se soumettre aux règles d'une hygiène bien entendue à tous égards et, tout particulièrement, éviter les coups de froid brusques ou insidieux, et le moindre écart de régime.

D'une manière générale plus le traitement est hâtif, et plus le malade a de chances de guérison. J'ai pourtant vu celle-ci se produire aussi parfaite que le permettaient les lésions parfois étendues constatées, je veux dire avec seulement diminution de l'élasticité et de l'amplitude respiratoire du poumon lésé, dans des tuberculoses datant de plusieurs années. Parmi les facteurs de guérison ou d'amélioration il y a surtout le degré de vitalité, apparent ou pas, de l'organisme lui-même : on n'arrivera qu'à des résultats aléatoires avec les tuberculeux chroniques dont la déchéance organique est bien plus accentuée proportionnellement que les lésions locales, à moins qu'elle ne soit consécutive à une maladie aiguë. De même la guérison définitive est particulièrement longue à obtenir chez les tuberculeux dont le mal semble débuter par une hémoptysie. Lorsque, ce qui est le cas le plus fréquent, cet accident aura été précédé pendant plusieurs mois de symptômes trop peu accentués pour éveiller l'attention des malades ou les engager à consulter le médecin, comme la fièvre (soit de fatigue, soit de tuberculisation), une petite toux sèche le matin au réveil ou à différents moments de la journée, mais se reproduisant quotidiennement, à peu près aux mêmes heures, non seulement la guérison sera lente, mais elle ne s'obtiendra qu'au prix d'un amoindrissement fonctionnel du poumon atteint.

Ces tuberculeux sont en réalité atteints de longue date quand se manifeste le phénomène hémorragique, simple défense de l'organisme ou, le plus souvent, dérivatif d'une poussée congestive aiguë autour du foyer préexistant. Le traitement indiqué donne enfin les résultats les meilleurs dans les bronchites fétides.

L'erreur commise jusqu'à présent par la plupart des médecins dans la thérapeutique de la tuberculose et de la phtisie pulmonaires, a été, je ne saurais trop le redire, l'exagération et la trop grande répétition des doses de médicaments qui, aux premiers essais, avaient entraîné une prompte et heureuse modification des lésions locales, avec amélioration plus ou moins marquée de l'état général. Les accidents qu'on n'a pas tardé à constater à la suite de leur emploi, ont été attribués à tort à ces substances elles-mêmes tandis que le plus souvent le mode d'administration seul était à incriminer. Il est vrai que certains médicaments, comme le gaïacol par exemple, et l'iodure de potassium (je reviens sur ce dernier un peu plus loin), peuvent avoir, et l'expérience est là pour le montrer, des inconvénients parfois graves, inhérents à leur nature même, mais il est toujours facile de les éviter ou de les prévenir.

Pour ce qui est du gaïacol, on est convenu de le déconseiller dans des cas déterminés, les poussées aiguës pneumoniques ou simplement congestives liées à la tuberculose, et encore chez les malades hémoptoïques, ou sujets aux hémorragies, etc. Les expériences que j'ai faites de ce médicament, dès 1890, à l'instigation et sur les indications de mon regretté maître le docteur Ferrand et dont l'une a été consignée dans la thèse du docteur de Mahis[1], m'ont amplement prouvé qu'il peut présenter, dans la tuberculose pulmonaire chronique, non seulement de sérieux inconvénients, mais encore, si l'on persiste dans son emploi, mettre à mal le malade. Mais ayant remarqué que les premières injections donnaient presque toujours et à coup sûr d'excellents résultats, je modifiai ma technique ; et, pendant longtemps, je me suis contenté de ne les renouveler qu'à mesure de l'épuisement de leur effet. C'est ainsi que j'ai vu durer des années des phtisiques venus de Paris avec le pronostic sombre de mort à très bref délai, sans autre traitement qu'une injection hypodermique de gaïacol iodoformé tous les six à douze jours. Néanmoins je n'ai jamais pu observer, par ce seul moyen, de cas absolument net de guérison chez les tuberculeux invétérés, et une intervention périodique continue a toujours été nécessaire pour maintenir l'amélioration, le plus souvent très notable, obtenue dès le début du traitement, amélioration tout à la fois des lésions pulmonaires et de l'état général.

Mais ce serait se priver d'un moyen thérapeutique bien puissant et qui semble être un spécifique de la tuberculose pulmonaire, que de n'en pouvoir faire une plus large application. Si donc, d'une part, l'éloignement des doses supprime pour une bonne partie les défectuosités du gaïacol (et ceux de l'iodoforme qu'on lui associe le plus souvent), on peut, cependant, d'autre part, supprimer les inconvénients qui l'ont fait contre-indiquer

1. Dr Ch. de Mahis. Des injections hypodermiques de gaïacol iodoformé dans le traitement de la tuberculose pulmonaire. Paris, 1891, gr. 8°, p. 26.

dans nombre de circonstances, et ce, par l'adjonction d'une dose de 0 gr. 10 ou mieux de 0 gr. 20 de camphre. A l'action du gaïacol et de l'iodoforme s'ajoutera celle bien connue de ce médicament supplémentaire, et qui n'est pas à dédaigner.

J'en dirai autant de l'iodure de potassium que l'on a accusé, non sans raison, de provoquer, aux doses où on a l'habitude de le prescrire, des poussées congestives plus ou moins intenses autour des amas granuleux ou tuberculeux, poussées qui s'étendent parfois à tout le poumon, ce qui l'a fait rejeter du traitement de la tuberculose, où on ne l'a d'ailleurs essayé qu'en désespoir de cause et devant l'impuissance finale de toute médication. Cette substance est néanmoins l'agent le plus précieux du traitement curatif de la tuberculose, et je doute qu'on arrive à trouver mieux, d'une part, contre la tuberculose localisée en dehors des poumons, et, d'autre part, pour favoriser la transformation inoffensive ou l'élimination des produits spécifiques morbides fixés dans les poumons, et comme préservatif contre les retours offensifs du mal, ou contre une première invasion si l'on a quelque raison de la redouter. On fera disparaître tout inconvénient de l'iodure en prescrivant toujours le produit *cristallisé et de très récente préparation, à la faible dose quotidienne de* 0 *gr.* 15 *à* 0 *gr.* 30 (très exceptionnellement de 0,40), *et en ayant soin d'associer à ce sel une quantité, supérieure de la moitié au double, de bromure de potassium.*

C'est avec les tuberculoses à réaction fébrile continue qu'il conviendra d'être circonspect dans l'emploi de l'iodure, et de débuter par la dose la plus faible, sauf à l'augmenter progressivement, sans toutefois dépasser celle de 0 gr. 25. Il en sera de même lorsque l'iodure que l'on aura à sa disposition ne sera pas de fabrication récente, et surtout avec l'iodure desséché : ce dernier, produit par l'évaporation d'une molécule d'eau de cristallisation, donne des accidents spécifiques dits d'iodisme, à doses plus faibles (en substance active et en tenant compte de la déperdition subie) que l'iodure cristallisé. Aussi vaudra-t-il mieux le rejeter absolument, ou, si l'on ne peut faire autrement, n'en jamais prescrire une dose supérieure à celle de 0 gr. 15. De même la quantité d'iodure ne sera jamais proportionnelle à l'étendue et à la profondeur des lésions. On pourra parfois aller exceptionnellement à celle de 0 gr. 40, mais seulement avec les malades dont la tuberculose, à tendance nettement fibreuse, se trouvera compliquée d'emphysème, et plus tardivement d'insuffisance du cœur droit. En règle générale il ne faudra prescrire ce médicament qu'à la dose où il ne provoque pas autour des lésions pulmonaires une réaction trop sensible, réaction qui, si elle était accentuée, se traduirait par une aggravation à la fois de l'état local et de l'état général, et qu'il serait le plus souvent impossible d'enrayer.

Le mélange, aux doses indiquées, d'iodure et de bromure de potassium est un excellent régulateur de la circulation dans l'hyperactivité cardiaque habituelle à la tuberculose active débutante, et c'est peut-être là tout le secret de l'action dans cette maladie de l'iodure potassique conseillé avec insistance par le docteur Ferrand dans la forme scrofuleuse, à la dose de 0 gr. 20 ou 0 gr. 25 par jour. Ce sel a une action marquée, à cette dose minime, sur la diurèse, dans les premières heures de son absorption ; il augmente en outre l'appétit et favorise la digestion. Les anciens traités de thérapeutique le qualifient de *fondant* ou résolutif par excellence. Quoi qu'il en soit de son mode d'action dans la tuberculose, je dois dire que le mélange ioduré-bromuré ci-dessus m'a donné d'excellents résultats dans nombre d'états pathologiques : *chez les enfants*, contre les accidents de la période de dentition (KI 0,10 à 0,20 ; KBr. 0,15 à 0,30, suivant l'âge) ; contre l'adénopathie trachéo-bronchique (associé dans ce cas, et en dehors des poussées aigües, à de la liqueur de Fowler ou à de l'arséniate de soude) ; c'est le seul médicament auquel je puisse également attribuer les guérisons malheureusement trop rares que j'ai obtenues dans la méningite tuberculeuse (un tiers des cas) ; *chez les adultes*, dans les métrorrhagies de la ménopause ; contre le développement des fibromes utérins qui régressent avec rapidité ; contre les hémorroïdes ; contre l'artério-sclérose et ses conséquences réelles ou supposées, (telles que la cataracte, dont les progrès se trouvent nettement enrayés, le glaucome, etc.); contre l'emphysème pulmonaire, pourvu qu'il soit absorbé indéfiniment, avec intervalles de repos pourtant, et toujours allié à une petite dose de liqueur de Fowler (III à V gouttes de la préparation du Codex de 1884 par dose) ; contre les varices (associé alors aussi à la liqueur de Fowler) ; contre les tumeurs glandulaires, simples hypertrophies, ou néoplasmes tant bénins que malins, (à l'exception des tumeurs épithéliales, pour le traitement desquelles la dose de bromure doit être au moins double de celle de l'iodure ; encore ne réussit-on pas toujours à les enrayer, mais du moins on obtiendra presque à coup sûr un résultat très appréciable : le mal évoluera sans provoquer les douleurs très vives dont il est habituellement le siège, surtout dans sa période ultime ; dans ces cas les chances de succès sont d'autant plus grandes que le traitement est précoce) .

Je puis, sur cette dernière action thérapeutique de l'iodure uni au bromure, donner une de mes plus curieuses observations : Mlle X..., âgée de 36 ans, est atteinte d'un cancer encéphaloïde du sein qui est opéré dans les six mois de son apparition par le Dr Guinard ; mort par récidive *in situ*, puis généralisation, trois mois après. La sœur de la défunte, âgée d'un an de moins' vient me consulter, au bout de deux mois, (il y a de cela vingt ans environ), pour une tumeur de la grosseur d'un œuf qu'elle avait remarquée au sein droit depuis une quinzaine de jours, à l'occasion de douleurs lancinantes quotidiennes éprouvées dans ce sein, aussitôt après la dernière période menstruelle. Je lui prescris la compression des seins et une solution iodurée-bromurée (KI, 6 gr ; KBr 12 gr. ; Eau dist. 300 gr.) à prendre pendant plusieurs mois, avec intervalles de repos de dix jours. Les douleurs s'atténuent immédiatement pour ne se reproduire que très faiblement aux deux périodes menstruelles suivantes, et la tumeur diminue notablement, au point de n'être plus grosse que comme une noix à la fin du troisième mois de traitement. Vers le sixième mois, la malade, se sentant mieux, cesse le traitement de son propre chef, mais environ un an après, elle vient me retrouver, se plaignant d'éprouver des douleurs lancinantes, aux deux seins cette fois. Il y avait en effet une tumeur à chacun d'eux, plus grosse à droite. Même traitement prescrit, qui est suivi régulièrement pendant un an, et, depuis, à intervalles de plus en plus éloignés. Les douleurs étant revenues aux approches de la ménopause, je constate la présence des tumeurs qui, au dire de la malade avaient beaucoup diminué et n'avaient plus provoqué de douleurs sinon par intermittences, à quelques époques menstruelles. Reprise du traitement qui, cette fois, est suivi rigoureusement pendant deux ans. L'an passé, quelque temps après la cessation de ce traitement, que j'ai conseillé de continuer tous les deux mois, il ne restait plus rien dans le sein gauche, et, dans le sein droit, on constatait un léger empâtement diffus, à peine appréciable à la palpation. Il me serait possible de donner plusieurs observations du même genre concernant des malades qui, jugés inopérables pour tumeurs malignes, ont vu leur état s'améliorer sensiblement sous l'influence d'un traitement ioduré-bromuré, et continuent à vivre sans plus être incommodés de leur mal.

Mais l'iodure n'agit pas dans la tuberculose seulement comme curateur. Il me paraît être à l'heure actuelle le meilleur des préservatifs de cette maladie. Et, dans la médecine infantile, toutes les fois que l'on aura à redouter, ou que l'on soupçonnera une tuberculose quelconque, on pourra prescrire une solution d'iodure et de bromure aux doses respectives de 0 gr. 10 à 0 gr. 20 et 0 gr. 15 à 0 gr. 30 par jour, associée ou non, suivant le cas, à une petite dose de liqueur de Fowler ou d'arséniate de soude[1]. Pour ma part j'en suis arrivé à la faire prendre presque systématiquement, en dehors des mois d'hiver où je prescris de préférence l'huile de foie de morue, toutes les fois que j'ai une raison quelconque de craindre un envahissement du mal, à plus forte raison s'il y a des adénites multiples, et notamment de l'adénite cervicale et de l'adénopathie trachéo-bronchique, et surtout s'il y a eu des cas de tuberculose parmi les ascendants directs. Il est entendu que le traitement gagnera à être renforcé par le séjour à la campagne ou une station maritime appropriée, et il faudra, toutes les fois que la chose sera possible, en faire bénéficier les petits malades ou prédisposés. J'ai dans ma clientèle un grand enfant âgé de dix-huit ans, né quatre à cinq mois après la mort d'un père tuberculeux (T. P. et méningite finale), et qui, dix-huit mois après sa naissance, a perdu sa mère, également enlevée par la tuberculose pulmonaire. La sœur et le père de celle-ci avaient succombé à la même maladie trois à quatre ans auparavant. A l'occasion d'une indis-

1. Lorsque la langue reste saburrale, il vaut mieux substituer au mélange ioduré-bromuré, et pendant tout le temps nécessaire, de la solution peptonique d'iode (Iodalose de Galbrun), sauf à revenir plus tard à l'iodure.

position qu'il eut au moment de sa première poussée de dentition, ayant remarqué la présence de ganglions cervicaux très apparents, je lui prescrivis un mélange ioduré-bromuré qu'il a pris depuis à peu près constamment par intervalles réguliers, en y faisant par périodes ajouter de la liqueur de Fowler. Jamais il n'a eu de maladie sérieuse : deux ou trois petites grippes avec prédominance de troubles gastro-intestinaux un peu tenaces, à la suite de refroidissements. En somme, chez cet enfant à hérédité si lourdement chargée, la santé s'est toujours maintenue satisfaisante ; il n'est pas un colosse, mais il a le développement normal des jeunes gens de son âge, bien que je n'aie jamais pu obtenir qu'on lui fît faire des exercices physiques méthodiques.

Comme on le voit l'iodure est susceptible de donner dans des états pathologiques divers, et administré à faible dose, des résultats palliatifs excellents, sinon curatifs. C'est même sous la forme indiquée (avec dose supérieure de bromure), et additionné, tantôt de liqueur de Fowler, tantôt de sulfate de strychnine, le meilleur médicament contre l'usure de la vieillesse, s'il est absorbé régulièrement, avec des intervalles de repos, et certainement le préservatif le plus efficace contre les hémorragies cérébrales, chez les sujets prédisposés.

Dans la phtisie chronique, fibro-caséiforme, dont je vais parler, il faudra en faire absorber pendant des mois et des mois sans se lasser, si l'on veut obtenir les effets qu'on est en droit d'en attendre. Les lésions pourront disparaître, mais il ne faudra pas s'imaginer pour cela que le malade soit définitivement guéri. Un organisme frappé une fois de tuberculose reste pendant longtemps dans un état d'extrême susceptibilité morbide, qui durera trop souvent autant que vivra le malade, mais finira par s'atténuer à la longue. Aussi faudra-t-il continuer l'usage de l'iodure au moins un an après la guérison apparente des lésions, et y revenir de loin en loin dans les années suivantes. Ce sera le meilleur moyen d'éviter toute récidive. D'ailleurs l'absorption aussi prolongée de ce médicament à faible dose n'entraîne aucun inconvénient : tout au contraire.

En résumé, qu'il s'agisse de gaïacol ou d'iodure, il ne faudra prescrire ces substances que dans la mesure où elles ne provoqueront pas autour des foyers de tuberculose pulmonaire de réaction ou poussée congestive perceptible à l'auscultation. Assurément les doses fréquemment répétées, jusqu'à trois fois par jour, de gaïacol iodoformé, et poursuivies pendant deux septénaires, comme le conseillait le professeur Picot, promoteur de cette méthode de traitement, sont sans inconvénient dans les pleurésies tuberculeuses primitives, et même les guérissent très rapidement ; elles seraient également susceptibles de donner des résultats immédiats plus brillants que si elles étaient espacées, dans nombre de cas de tuberculoses pulmonaires à types variés. Mais ces résultats sont passagers : non seulement l'amélioration locale ne dure pas, mais des poussées congestives plus ou moins étendues, se produisent ; l'état général s'aggrave, la fièvre s'allume ou augmente, et la maladie prend désormais une allure rapide. Il conviendra donc de ne pas perdre de vue l'adage du fabuliste : patience et longueur de temps font plus que force ni que rage. Mais en s'en tenant aux doses indiquées et à moins d'une susceptibilité extraordinaire et en tout cas très exceptionnelle pour les composés iodés, on peut être assuré de faire du bien aux malades et d'amener chez eux lentement et sûrement la guérison, sans provoquer de poussées locales appréciables, ni d'accidents sérieux et surtout irrémissibles.

CHAPITRE V

TUBERCULOSE ET PHTISIE PULMONAIRES CHRONIQUES. — TRAITEMENT DE CERTAINES FORMES PARTICULIÈRES, CURABLES OU IRRÉMISSIBLES DE LA TUBERCULOSE PULMONAIRE CHRONIQUE : PHTISIE FIBREUSE ; PHTISIE CHRONIQUE FÉBRILE CONTINUE. — TRAITEMENT DE LA TUBERCULOSE ET DE LA PHTISIE CHRONIQUES COMMUNES, (TUBERCULOSE FIBRO-CASÉEUSE DES AUTEURS). — TRAITEMENT DES POUSSÉES AIGUËS SURVENANT AU COURS DE LA PHTISIE PULMONAIRE CHRONIQUE.

La phtisie commune, dite encore fibro-caséeuse, est comme la résultante d'une double tendance de l'organe du poumon en présence de l'élément morbide qui tend à l'envahir : la tendance à l'élimination par caséiformisation, puis fonte purulente, que l'on voit se réaliser au suprême degré dans la phtisie galopante, et la tendance à la formation d'une barrière fibreuse autour des granulations ou des tubercules, qui peuvent, à leur tour, subir eux aussi, une transformation inoffensive pour l'organisme. Cette tendance fibreuse n'existe presque jamais exclusivement. Il est rare, en effet, que le stade de caséification surtout, et celui de fonte purulente manquent totalement. Le plus souvent, ces deux tendances se balancent plus ou moins. Les zones envahies par l'élément morbide sont toujours le siège d'une hypérémie à réaction pyrétique, constante *in situ*, mais sans retentissement appréciable, sinon parfois, par intermittences, sur la température générale. Dans de bonnes conditions hygiéniques et climatériques, et avec des sujets soigneux le mal finirait par céder de lui-même et sans le secours d'aucune intervention médicamenteuse. Mais, par suite de circonstances diverses, quelquefois par la formation d'un foyer tuberculeux nouveau, l'hypérémie simple devient de la congestion, et, si cette congestion a pour cause occasionnelle un agent extérieur, comme un changement subit de température, une nouvelle poussée tuberculeuse pourra se former autour du foyer préexistant et l'état général du malade s'en trouvera plus ou moins aggravé. De telles poussées se reproduisent d'ordinaire plusieurs fois et mènent, en fin de compte, à un état marasmatique précurseur du dénouement fatal. Assez souvent, une première poussée congestive est le signal d'une germination tuberculeuse très abondante et très rapide: la fièvre ne s'éteint plus, et le mal suit une marche désormais implacable. Aussi, a-t-on dit avec raison : la congestion, voilà l'ennemi ! La possibilité d'une telle complication donne la première indication du traitement à opposer à la phtisie chronique : éviter tout ce qui peut amener une aggravation du mal, je veux dire une réaction trop vive autour des lésions existantes. Encore ne faut-il pas perdre de vue qu'une telle réaction peut être provoquée d'emblée par une trop forte dose de presque tout médicament susceptible de faire du bien dans la tuberculose pulmonaire.

A. — *Phtisie fibreuse chronique.* — Je ne dirai que quelques mots à propos du traitement spécial de la phtisie à forme fibreuse chronique. Elle est apyrétique et reste indéfiniment stationnaire. La prédominance de cette forme est l'indice d'une tendance très heureuse de l'organisme, qu'il faudra se contenter d'accentuer, tout en prévenant des formations tuberculeuses nouvelles. Il ne faut pas perdre de vue que l'extension de ces dernières conduit à un emphysème pulmonaire spécial qui par contre-coup peut avoir, s'il est par trop étendu, une influence fâcheuse sur le cœur droit et provoquer, à la longue, de l'insuffisance tricuspidienne. L'unique traitement qui conviendra dans cette forme, assez rare d'ailleurs, devra consister dans l'administration d'une solution iodurée-bromurée arsénicale, à continuer indéfiniment, sauf à la période des grandes chaleurs. Par ce moyen, on mettra le malade dans les conditions les meilleures pour éviter toute formation granuleuse nouvelle, et l'on maintiendra aux néoformations fibreuses, par lesquelles elles sont d'abord entourées puis remplacées, une souplesse suffisante pour restreindre au minimum possible l'emphysème compensateur qui se produit fatalement alors.

B. — *Phtisie chronique fébrile continue.* — Mais avant d'aborder la question du traitement à opposer à la forme commune de la tuberculose pulmonaire, et aux indications particulières qu'elle peut fournir au cours de son évolution, je vais dire ce qu'il convient de faire en présence de malades atteints de phtisie chronique fébrile continue. Cette forme qui se présente sous deux aspects un peu différents, la variété hypérémique, et la variété bronchitique, est considérée par certains auteurs comme tout aussi irrémissible que la phtisie galopante, mais avec une durée plus longue. Il est à noter qu'elle survient ordinairement chez les sujets à constitution délicate, ou chez les surmenés placés, en même temps, dans des conditions très défectueuses d'habitat. Souvent, chez eux, la fièvre n'atteint pas un taux bien élevé, et ne dépasse guère 38° à 38°5 le soir, parfois même n'y arrive pas ; mais elle est constante, et, souvent aussi, en dépit d'un appétit qui semble bon, la déchéance organique survient assez rapidement.

Assurément de tels cas présentent un certain degré de gravité à en juger par plusieurs signes physiques, pas tous, il est vrai ; mais cette gravité est, autant que j'ai pu le constater dans un certain nombre de cas, corroborée par l'examen radiographique. Chez tous ceux que j'ai pu faire passer aux rayons X, j'ai pu constater, en dépit de l'absence d'une matité étendue, ou du peu de signification des bruits anormaux perçus, une obscurité plus grande, non-seulement de tout le lobe supérieur du poumon atteint, mais parfois encore étendue à la partie moyenne, et même à l'organe tout entier. Cette obscurité peut n'être pas limitée à un poumon. La première prescription, en pareil cas, à faire observer par les malades, règle applicable d'ailleurs à toutes les phases fébriles sans exception de la tuberculose pulmonaire, c'est le repos au lit, tout au moins sur la chaise longue dans les cas les plus légers, je veux dire les moins pyrétiques, car il y a concordance, à ce que j'ai observé, entre l'étendue des lésions et l'intensité de la fièvre. Comme traitement médicamenteux, des injections de gaïacol camphré, ultérieurement des injections de gaïacol iodoformé-camphré, dans l'intervalle desquelles on pourra faire des injections d'arrhénal et strychnine, dès que le taux de la fièvre aura suffisamment baissé. Il faudra parfois deux ou trois mois de traitement, avant d'arriver à un résultat appréciable ; pour être assez longue à obtenir, la guérison n'en sera pas moins la règle : mais elle ne se produira qu'au détriment d'une diminution plus ou moins grande de l'amplitude respiratoire du poumon atteint.

Chez les tuberculeux chroniques à fièvre constante, l'état des voies digestives sera particulièrement à surveiller ; comme pour la phtisie galopante, les poudres calciques carbonatées et phosphatées m'ont paru produire d'excellents effets dans la forme fébrile à long terme, et il faudra en prescrire, quelque parfait que puisse être en apparence le fonctionnement des voies digestives.

C. — *Traitement de la tuberculose et de la phtisie chroniques.* — Il s'en faut de beaucoup que la tuberculose et la phtisie datant de longs mois, soient aussi rapidement et aussi parfaitement guérissables que la tuberculose traitée dès les premières semaines de son éclosion. A supposer, ce qui arrivera assez fréquemment avec les malades soigneux et dociles, que l'on obtienne la guérison, celle-ci sera d'autant moins parfaite, et l'organe lésé restera dans un état d'infériorité fonctionnelle d'autant plus accentué, que la maladie aura plus longtemps duré, et que les lésions auront été plus étendues et plus profondes. Il y a à cela une double raison d'anatomie et de physiologie pathologiques : les tubercules, en effet, jouent dans le poumon sur lequel ils se sont fixés, disséminés ou groupés en masses plus ou moins volumineuses, le rôle de corps étrangers, nullement inertes, mais toxiques, contre lesquels l'organisme se défend. La lutte contre l'élément étranger se traduit par l'établissement d'un travail congestif dont le but évident est l'élimination de cet élément étranger, tout au moins sa transformation en un corps inerte et inoffensif. Ce travail quoique constant n'aura pas d'ordinaire un retentissement appréciable sur la température générale de l'organisme ; mais, comme l'a fort bien démontré jadis le prof. Peter, il se produit au niveau des lésions, une élévation de température perceptible au point correspondant de la cage thoracique. Quel que soit le mode d'élimination, fonte lente et progressive, grâce à une expectoration plus ou moins abondante, fonte purulente massive avec mortification correspondante plus ou moins étendue du parenchyme pulmonaire, la muqueuse bronchique et le tissu pulmonaire sièges de l'irritation congestive prendront, dans les cas heureux, un caractère cicatriciel, subiront de ce fait une transformation scléreuse qui, tout au moins, restreindra et rendra plus difficile leur fonctionnement normal. Si la défense contre l'élément morbide se traduit par la transformation de celui-ci en tissu fibreux (qui pourra à la longue s'incruster de sels en partie calcaires), ce sera une étendue parfois importante du poumon qui se trouvera ainsi annihilée et rendue impropre à l'hématose.

Il ressort de là que, d'une manière générale, plus la tuberculose sera ancienne et étendue, et moins la guérison, lorsqu'elle pourra être obtenue, sera parfaite. Donc la curabilité de la tuberculose et de la phtisie chroniques, aussi loin qu'on puisse la pousser, ne sera jamais que relative, et la guérison ne pourra s'acquérir qu'au prix d'un amoindrissement fonctionnel du poumon lésé, nullement incompatible d'ailleurs avec une longue survie, sinon une longue existence.

Cette guérison est-elle difficile à obtenir? Je ne le crois pas; mais il faudra le plus souvent compter avec l'indocilité trop fréquente et les imprudences habituelles de cette catégorie de malades. Si l'on peut arriver à guérir les tuberculeux au moment de l'invasion du mal, assez facilement et un peu malgré eux, il n'en sera plus de même lorsqu'on se trouvera en présence de tuberculeux invétérés et plus ou moins phtisiques. Le traitement sera très long le plus souvent, parfois d'une durée indéfinie, et alors le médecin devra se contenter de maintenir son malade en équilibre, avec l'amélioration très notable que donne ordinairement ce traitement dans les deux premiers mois. Néanmoins j'estime d'après mes observations qu'en procédant avec prudence et en évitant tout écart thérapeutique on arrivera à guérir définitivement les lésions chez un bon quart des malades, dans les conditions ordinaires de la clientèle. Assurément, avec des malades résolus à faire, en dehors du traitement proprement dit, tout ce qui est nécessaire pour guérir, et placés d'ailleurs dans de très bonnes conditions hygiéniques, le résultat serait infiniment meilleur.

Mais l'incurie ou plutôt l'indocilité des patients est, il faut le dire, le plus grand écueil du traitement de la phtisie chronique, sans parler du catarrhe gastro-intestinal plus ou moins tenace qui accompagne souvent le mal, ni des habitudes alcooliques, si communes dans la classe ouvrière surtout.

Aussi faudra-t-il insister, sans se lasser, auprès des malades sur la nécessité de suivre les règles d'une hygiène bien entendue et, tout particulièrement, sur celle d'éviter tout refroidissement, si léger soit-il, notamment aux saisons intermédiaires, tout écart de régime et tout surmenage.

Quant au traitement médical proprement dit, il ne différera guère de celui de la tuberculose initiale que par sa longueur ; aussi sera-t-il bon, tout en n'en changeant pas les points essentiels, d'en varier les détails suivant les circonstances, ne fût-ce que pour exercer sur le moral des malades trop souvent enclins à se décourager une influence salutaire. Voici les éléments principaux de ce traitement facile à appliquer à tous les tuberculeux, quelque soit le milieu social auquel ils appartiennent.

1° *Faire tous les cinq jours au début, puis tous les huit à douze jours*, soit en arrière et au tiers inférieur du bras, soit en un point quelconque de la région dorsale, *une injection hypodermique de gaïacol iodoformé et camphré* (gaïacol, 0.05 ; iodoforme, 0.01; camphre, 0.10 à 0.20 ; huile d'olives soigneusement lavée à l'alcool et stérilisée, q. s. pour 1 cmc ; liquide à fluidifier, si nécessaire, par l'addition de quelques gouttes d'éther). Il faudra prévenir le malade que l'injection est douloureuse au moment où on la fait, et pendant environ dix à trente secondes [1], une minute au plus.

Il sera bon dans nombre de cas, d'intercaler entre ces

1. Il est un moyen très simple d'éviter la production de la douleur : c'est de substituer à l'huile d'olives, comme véhicule, l'huile de vaseline absolument neutre.

injections, au début du traitement, d'autres injections de cacodylate de soude et de sulfate strychnine (aux doses respectives de 0.05 et 0.002 pour une injection de 1 cmc), ou simplement de sulfate de strychnine, à la dose d'un ou deux milligrammes, suivant que l'état général du malade laissera plus ou moins à désirer.

Je me suis placé dans l'hypothèse, ce qui est le cas le plus fréquent, de malades sans réaction fébrile ou très faiblement pyrétiques et seulement par intermittences. Mais s'il s'agit d'un malade à lésions très avancées, caverneuses, avec expectoration très abondante, très affaibli, et dont la fièvre a déjà pris le type hectique, il faudra débuter par des injections de gaïacol à plus faible dose et simplement camphré, (1 à 2 ou 3 centig. de substance active), sauf à les renouveler tous les deux ou trois jours. Le camphre devra être associé au gaïacol, iodoformé ou pas, dans tous les cas à réaction fébrile, si faible soit-elle, et chez les sujets hémoptoïques ou faisant facilement des poussées congestives autour de leurs lésions. Il pourra être supprimé dans les tuberculoses à marche torpide et apyrétiques.

Il sera de toute nécessité de faire prendre la température des sujets traités, matin et soir, et à d'autres moments, si on le juge à propos. On constatera souvent une élévation de température d'un demi à 1°, dans les douze heures qui suivent les injections de gaïacol à forte dose, chez beaucoup de malades. La température revient à son taux habituel, ou au-dessous, chez les fébricitants, à mesure que l'amélioration se produit.

Les injections de gaïacol iodoformé-camphré suffiront le plus souvent, surtout avec le traitement général ci-après spécifié. Il est des cas où on pourra les suspendre après une période de trois à six mois ; mais dans nombre d'autres, on devra les continuer indéfiniment. Ordinairement elles produisent dès les premières semaines les effets suivants : suppression à peu près totale de la toux ; diminution de l'expectoration, puis suppression sauf dans le cas de cavernes volumineuses, où cette suppression se produit beaucoup plus tardivement et seulement s'il y a guérison ; chute de la fièvre; diminution notable d'abord, puis disparition totale des sueurs nocturnes ; retour de l'appétit et des forces.

2° Faire prendre aux malades pendant plusieurs mois (sinon indéfiniment), et vingt jours consécutifs chaque mois, une grande cuillerée de la potion indiquée dans le traitement commun et que je retranscris ici :

Iodure de potassium cristallisé de très récente préparation...............	4 à 8 gr.
Bromure de potassium..............	6 à 12 gr.
Sulfate de strychnine	3 à 4 centigr.
Teint. de quinquina...................	20 cmc.
— de coca et de kola	ãã 40 cmc.
Glycérine neutre à 30°.................	ãã 100 cmc.
Sirop d'éc. d'or. am.................	

Pour les phtisiques à accélération constante du pouls, il vaudra mieux, au début du traitement, faire incorporer dans cette potion, LX gouttes de teint. de digitale et XX à XXX gouttes de teint. de strophantus, mais seulement pendant quelques mois. On pourra également substituer au sirop d'écorces d'oranges du sirop de ratanhia très riche en tanin, dans les cas où cette dernière substance trouvera son indication. De même on pourra la renforcer dans tels ou tels cas, par l'addition d'une petite dose de liqueur de Fowler (LX à LXXX gouttes, préparation du Codex de 1884), à moins qu'on ne fasse des injections de cacodylate de soude ou d'arrhénal.

3° Si le malade traité est atteint de catarrhe gastro-intestinal léger, ou s'il a simplement des digestions difficiles, avec langue saburrale ou blanche le matin au réveil, lui faire prendre, concurremment avec la potion tonique modificatrice, et aussitôt avant ou après chaque repas, une dose de 0 gr. 25 de salol, en fusion dans une cuillerée d'un liquide à 40° environ (bouillon, lait, infusion anodine).

Si l'expectoration reste toujours abondante, ce qui sera le cas avec de vastes cavernes, les voies digestives laissant d'ailleurs à désirer, prescrire, dans les intervalles de repos de la potion, ou concurremment avec elle, des préparations telles que :

Benzonaphtol	0 gr. 15
Benzoate de soude	0 gr. 10
Terpine[1]	0 gr. 05 à 0 gr. 10
Lactose	0 gr. 20

M. pour un cachet ; f. 20 cachets semblables ; un au moment des repas de midi et du soir

Ou encore :

Tanin à l'alcool	ãã 0 gr. 20
Poudre de santal	
Benzoate de soude	ãã 0 gr. 15
Benzonaphtol	

M. pour un cachet ; f. 20 cachets semblables ; un à midi et le soir, aux repas, etc. Le médecin pourra, suivant les indications de chaque cas, varier les médicaments à faire absorber, de préférence aux repas de midi et du soir, pour ne pas compliquer le traitement.

4° Dans les intervalles de repos de la potion, on pres-

1. Je dirai de la terpine ce que j'ai déjà dit à propos du gaïacol et de l'iodure : il faut rester au-dessous des doses que l'on a l'habitude de prescrire, en tout cas ne jamais en faire prendre plus de vingt centigrammes pro die et encore à titre exceptionnel.

crira avec avantage, aux phtisiques plus particulièrement, un granule de sulfate de strychnine dosé au milligramme, ou encore de cinq à dix gouttes amères de Baumé, à prendre au moment des repas de midi et du soir, ou seulement le matin au petit déjeuner, s'il y a déjà une autre prescription à suivre aux autres repas. Les préparations de noix vomique ont le précieux avantage de pouvoir très longtemps être continuées sans interruption, de stimuler l'appétit, de faciliter la digestion, et de remonter, peut-être mieux qu'aucun autre médicament, l'état général de cette catégorie de malades.

Telle est la médication qui m'a paru la meilleure à opposer à la tuberculose et à la phtisie chroniques. Il y aura sans doute lieu de la modifier plus ou moins chez les malades atteints de catarrhe gastro-intestinal persistant et intense ; mais elle répondra à la grande majorité des cas à traiter. Elle n'est ni encombrante, ni par trop coûteuse ; elle dispensera les quatre cinquièmes des malades de la cure de repos, et leur permettra de vaquer à leurs occupations habituelles et de pourvoir à leurs besoins ; et, dussent-ils continuer à se traiter indéfiniment pour se maintenir en équilibre suffisant de santé, cela leur vaudra infiniment mieux que de traîner dans les hôpitaux ou dans les sanatoires.

Il faut ajouter que, même dans les cas les plus heureux, ceux où l'on obtient la disparition des lésions pulmonaires, ou seulement une amélioration équivalant à la presque guérison, le traitement tonique ioduré devra être poursuivi, même s'il paraît désormais superflu. Les sujets guéris sont et resteront pour un assez long temps après la disparition des signes du mal, dans un état sinon d'imminence, du moins de susceptibilité morbide, mais qui finira par s'atténuer à la longue. On commencera donc par faire suspendre le traitement pendant un ou deux mois, sauf à le faire reprendre ,et on ne le fera cesser définitivement qu'après s'être bien assuré que rien ne laisse à désirer au point de vue local, ni dans l'état général du tuberculeux guéri.

D. —*Poussées aiguës au cours de la phtisie pulmonaire chronique.* — Il arrivera souvent qu'un tuberculeux commette des imprudences, et que, soit par incurie, soit par la force de circonstances dont il n'aura pas été le maître, il prenne un coup de froid ; il en résultera pour lui, le plus ordinairement, une poussée congestive autour du foyer primitif, avec formation granuleuse nouvelle.

En pareil cas, la première chose à faire sera de suspendre le traitement chronique ; le malade se tiendra au repos au lit, et, si l'on est dans la saison froide, en une chambre modérément chauffée, dont on renouvellera fréquemment l'air, et dans laquelle on entretiendra constamment une atmosphère humide, sans exagération pourtant. On fera tous les jours une injection hypodermique d'huile camphrée à 0 gr. 10 ou 0 gr. 20, de la révulsion au niveau de la poussée congestive au moyen de cataplasmes sinapisés, ou d'un rubéfiant quelconque, sauf à y appliquer ultérieurement un vésicatoire, si la congestion menace de traîner en longueur. On prescrira en même temps la potion formulée ci-après, ou toute autre équivalente comme action :

Décoction de polygala............	90 gr.
Eau-de-vie de vin	ãã 30 cmc.
Sirop de codéine..................	
Acétate d'ammoniaque..............	5 à 6 gr.
Teint. de gelsemium sempervirens....	ãã 1 gr. 50
« de lobelia inflata...............	
« de rac. d'aconit	XXX gout.
« de digitale......................	X gouttes.

M. — Potion à prendre en un ou deux jours et à renouveler jusqu'à sédation de la toux et de la congestion.

Prescrire en même temps des cachets renfermant :

Bromhydrate de quinine.............	0 gr. 20 à 0,25
Salipyrine (salicylate d'antipyrine)	0 30 à 0,35

M. s. a., —que l'on fera prendre pendant 3 à 5 jours, le soir de préférence, à quelques heures d'intervalle, avec une tasse de liquide chaud (bouillon, grog léger, ou infusion anodine).

Dès qu'il se produira une sédation notable de la toux et de la poussée congestive, on remplacera cette prescription par la suivante :

1° Eau dist. de tilleul	90 gr.
Eau de vie de vin...............	ââ 30 cmc
Sp. d'écorces d'or. amères......	
Acétate d'ammoniaque.........	5 gr.
Teint. de gelsemium semperv..	1 gr. 50
« de rac. d'aconit.	XXX gout.
« de noix vomique	XII à XX gout.
Extr. de quinquina	1 à 2 gr.

M. s. a. Une grande cuillerée toutes les deux heures environ ; à continuer pendant plusieurs jours.

2° Benzonaphtol..................	ââ 0 gr. 10
Benzoate de soude..................	
Lactose............................	0 gr.20

M. pour un cachet. F. 15 cachets semblables, que l'on prendra à la dose de trois par jour, un à la fois, le matin à midi et le soir, au moment des repas (solides ou liquides). Le régime devra être liquide au début, puis augmenté progressivement, au fur et à mesure de l'amélioration, si la langue ne reste pas saburrale.

Après quoi, c'est-à-dire au bout de sept à douze jours, ou plus, après le début de la poussée aiguë, on reviendra au traitement chronique, en ayant soin toutefois de débuter par trois ou quatre injections de gaïacol camphré, sans iodoforme, et faites à cinq jours de distance.

Mais il se pourra que le coup de froid subi par le tuberculeux provoque, non une poussée de congestion franche mais une hémoptysie plus ou moins abondante. Le repos au lit dans la position demi-horizontale, et une dose quotidienne de trente gouttes d'hydrastis canadensis, à prendre en trois fois et à continuer pendant plusieurs jours, réussiront le plus souvent à l'enrayer. Dans un cas urgent et en l'absence de secours médicamenteux, on pourrait faire prendre au malade trois tasses de café noir à vingt minutes d'intervalle. Ce moyen simple et à la portée de tous donnera de dix-huit à vingt-quatre heures de répit. On recourra, s'il y a lieu, aux autres prescriptions recommandées en pareils cas, boissons glacées, liens à la racine des membres, émétine, etc. Le traitement chronique pourra être repris quatre ou cinq jours après la cessation de l'hémorragie.

CHAPITRE VI

Tuberculose pulmonaire et états pathologiques ou physiologiques associés : Tuberculose et Diabète. — Tuberculose et Syphilis. — Tuberculose et Paludisme. — Tuberculose et Grossesse.

I. *Tuberculose et diabète.* — Les auteurs les plus récents considèrent comme particulièrement grave la tuberculose survenant au cours de certains états pathologiques, tels que le diabète ou la syphilis, et même fatale à bref délai. Telle n'était pas l'opinion des phtisiographes d'il y a trente à quarante ans, qui ne jugeaient de la gravité de la tuberculose chez un diabétique que par la forme plus ou moins sérieuse du diabète lui-même. De fait, et s'il m'est permis de tirer une conclusion du petit nombre de cas de tuberculose que j'ai eu à soigner chez des diabétiques, la maladie m'a paru encore plus facilement curable et par un traitement beaucoup plus simple que chez les non diabétiques. Quelles que soient les idées que l'on puisse avoir sur la pathogénie du diabète, il est certain qu'il y a des diabètes plus graves les uns que les autres, et que cette gravité, d'une manière générale, peut n'être nullement en rapport avec la quantité de glucose émise par les urines ; c'est-à-dire, qu'un malade se trouvera plus incommodé de son diabète avec 8 ou 10 grammes de glucose par litre, que tel autre qui en émet une quantité de dix fois supérieure. Il est non moins certain que l'usage méthodique de certaines substances médicamenteuses réussit à diminuer, sans régime spécial, la quantité de glucose dans les urines, aussi bien sinon mieux que le régime antidiabétique le plus rigoureux ; de ce nombre sont la teinture d'iode, le sulfite de soude, etc. Mais il en est une qui, tout en diminuant notablement la quantité de sucre émise par les urines, a une action des plus heureuses sur les lésions tuberculeuses des diabétiques : je veux parler du sulfate de strychnine, dont d'ailleurs je conseille un emploi copieux chez les tuberculeux vulgaires. Mais, chez les diabétiques, il faudra le prescrire à doses encore plus fortes, et l'on pourra débuter par la dose quotidienne de trois milligrammes, sauf à la porter progressivement, en peu de jours, à celle de six milligrammes, et même exceptionnellement à celle de huit milligrammes ou d'un centigramme. A dose suffisante de ce médicament, le diabète, dans les cas qu'il m'a été donné d'observer, a disparu complètement, ou à peu près, et les lésions tuberculeuses tout à fait. Quant au régime je le réduis pour la plupart des diabétiques au strict minimum que voici : usage, aux repas, de pommes de terre cuites à l'eau, au lieu de pain, ou mie de pain de ménage rassis ; suppression du sucre cristallisé, et surtout dévié, (pâtisseries, etc.), dans l'alimentation, ainsi que des sauces au roux ou au blanc. Je reconnais pourtant sans peine qu'un régime très strict est absolument nécessaire à certains diabétiques.

II. *Tuberculose et syphilis.* — Quant à la tuberculose des syphilitiques, elle n'est pas plus grave que celle des diabétiques. Ce qui en fait la gravité, c'est que les sujets syphilitiques qui en sont atteints sont le plus souvent gavés de mercure ; les incohérences et les abus de la médication mercurielle affaiblissent et épuisent l'organisme et préparent un terrain favorable à l'évolution de la tuberculose. Quant au traitement à appliquer aux syphilitiques tuberculeux il ne différera pas de celui de la tuberculose chronique ; mais on pourra le combiner si l'on veut avec un traitement mercuriel très modéré, comme celui préconisé jadis par Liégeois, de manière à agir efficacement sur la syphilis, sans aggraver les lésions tuberculeuses.

III. *Tuberculose et paludisme.* — Quelle est l'action que peut avoir le paludisme sur l'évolution de la tuberculose pulmonaire? Il est hors de doute que le paludisme, par l'influence débilitante et anémiante qu'il exerce sur l'organisme, ne peut que favoriser l'éclosion de la tuberculose, ou l'aggraver si elle existe déjà. Mais ce qu'il est bon de savoir, c'est qu'il imprime aux réactions pyrétiques habituelles de cette maladie des modifications notables, outre qu'il accentue la tendance aux hémoptysies. On a signalé depuis longtemps déjà l'action qu'il produit à la période hectique sur la réaction fébrile correspondante dont il peut empêcher l'apparition ou qu'il remplace complètement. J'ai pu observer, à l'armée d'Orient, un cas de tuberculose grave, avec dyspnée, amaigrissement considérable et asthénie absolue, rendue apyrétique par l'intercurrence d'un paludisme de type algide. Ce malade ne présentait à l'auscultation que des signes de bronchite banale généralisée, et à la percussion un peu de matité à l'un des sommets. A l'examen radioscopique, il présentait bien une obscurité uniforme du sommet atteint, mais les deux poumons étaient marbrés, présentant çà et là des noyaux notablement plus foncés que les marbrures voisines. Le traitement de la tuberculose devra être institué, chez les paludéens, d'après les indications données ci-dessus, et les accès, si accès il y a, traités par l'injection sous-cutanée d'une forte dose de bromhydrate de quinine en solution dans 30 ou 60 gr. de sérum physiologique, (1 à 2 gr.), suivie pendant les jours suivants de la prise d'une dose quotidienne de 0 gr. 50.

Mais, si le paludisme peut coexister avec la tuberculose pulmonaire, en précipiter l'évolution, lui donner le plus souvent un cachet spécial, il ne faut pas non plus perdre de vue que l'infection paludéenne peut aussi à son tour se manifester sur les organes respiratoires et y provoquer des lésions donnant à s'y méprendre l'illusion clinique d'une tuberculose véritable.

Témoin ce soldat que j'ai vu arriver un jour à l'hôpital avec le diagnostic de tuberculose pulmonaire en évolution. De constitution médiocre, il avait maigri de 8 kilogr. depuis six mois, et présentait les symptômes suivants au départ de son unité : « submatité du sommet droit avec augmentation en ce point des vibrations vocales, diminution de l'inspiration, expiration soufflante et prolongée. Râles sous crépitants à la base droite, diminution du murmure respiratoire sur toute la hauteur du poumon atteint. Poumon gauche sain. Température normale. » Tous ces signes s'observaient bien en effet ; il y avait en outre une asthénie générale très prononcée, un degré assez accentué d'anémie, de l'embarras gastrique datant d'assez loin ; la rate était hypertrophiée, le foie avait aussi un peu augmenté de volume. Le malade rendait encore chaque jour, sans toux ni effort, quelque quatre à cinq crachats provenant de granulations pharyngées très hypertrophiées et enflammées dont il était porteur. L'inspiration forcée provoquait chez lui une douleur vague dans la région du foie, en même temps qu'une contraction instinctive de tout le côté droit de la poitrine En raison de ces derniers signes, d'accès fébriles antérieurs, quoique mal définis, et bien que la recherche de l'hématozoaire eût été négative, je portai le diagnostic d'infection paludéenne atypique, avec manifestations pulmonaires de même origine, et peut-être lésion ancienne éteinte du sommet droit. Le malade avait eu en effet, il y a six ans, une pleurésie droite. Ce qui me confirma dans le diagnostic que je crus devoir porter, c'est que le taux de l'hémoglobine était descendu à 90 o/o, et qu'il y avait une mononucléose très nette. En raison des antécédents je prescrivis une injection de gaïacol iodoformé tous les dix jours avec deux injections intercalaires de cacodylate de soude et strychnine, qui amenèrent une amélioration très rapide de l'état général. L'examen radiographique, pratiqué quatorze jours après l'entrée du malade, permit de constater un très léger voile sur toute la hauteur du poumon droit, reliquat peut-être des modifications entraînées par la pleurésie antécédente, et une zone tout à fait obscure au niveau de la congestion de la base, masquant le creux costo-diaphragmatique correspondant et le bord supérieur du foie. Les ganglions du médiastin étaient apparents mais pas sensiblement augmentés de volume, ni plus opaques que normalement. Le jeu du poumon se faisait sans douleur et avait recouvré toute son ampleur. Le malade fut évacué dès que les circonstances le permirent, déjà très sensiblement amélioré. La température, pendant tout le temps qu'il a séjourné à l'hôpital a oscillé entre 36° le matin et 36° 5 le soir, environ (températures extrêmes).

Les manifestations pleuro-pulmonaires du paludisme, pas très rares à la vérité, sont pourtant méconnues, du moins en France, par la plupart des médecins, bien qu'elles aient été mentionnées et décrites par quelques auteurs. On a signalé depuis longtemps la fréquence des pneumonies malariques dans certains pays comme la Grèce, par exemple. Cette inflammation y prend la forme de *récurrente pneumonique* et de *pneumonie proportionnée aux fièvres d'accès*, (où le souffle diminue notablement, disparait même, dans la période d'apyréxie). D'ailleurs dans la plupart des régions impaludées des pays chauds on voit la pneumonie causer les deux tiers des décès dans les périodes d'hyperémie phlegmasique de l'infection paludique, c'est-à-dire dans les périodes du début [1].

La congestion de la base du poumon droit, doublée ou non de pleurésie, est la manifestation la plus fréquente, peut-être, que j'aie rencontrée du paludisme pulmonaire. Elle est toujours sous la dépendance d'une hépatite ou d'une périhépatite qu'elle accompagne ou qu'elle suit. La fréquence de la pleurésie isolée de la base du poumon droit a été signalée, comme complication fréquente, dans le paludisme du bassin oriental de la Méditerranée par le Dr de Brun (de Beyrouth).

Il existe de même une bronchite paludéenne. Elle est en général peu grave et prend volontiers la forme dyspnéique et le caractère intermittent. Le Dr Marfan (*Traité de Médecine*, IV), la classe parmi les bronchites infectieuses spécifiques. Le Dr Jules Simon mettait sur le compte du paludisme nombre de bronchites rebelles, chez les enfants, et le Dr Comby qui, je crois, attribuait jadis, non sans raison, une influence malarique au parc Monceau, à Paris, a signalé aussi de son côté, chez les enfants, des broncho-pneumonies n'ayant pas d'autre origine.

Bien plus, on a décrit une pseudo-tuberculose palustre, avec signes de condensation du tissu pulmonaire aux sommets, submatité, respiration rude et même craquements, (Grall, Gaide.) Mais il s'agit le plus souvent dans ces cas, d'une extension, aux poumons d'une inflammation périsplénique ou périhépatique. Les lésions des sommets n'existent isolées que dans des

1. Il est à noter que c'est le pneumocoque que l'on trouve habituellement dans les crachats de la pneumonie paludéenne, quand expectoration il y a (et elle est le plus souvent très peu abondante ou nulle), au lieu de l'hématozoaire de Laveran que l'on n'a pas isolé dans la pneumonie directement liée à l'infection malarique et causée par elle.

cas tout-à-fait exceptionnels, et ne vont guère sans les lésions de la base, infiniment plus fréquentes d'ailleurs.

Ce n'est pas seulement dans ses formes prolongées ou chroniques, que le paludisme peut simuler la tuberculose pulmonaire. La fièvre paludéenne à type continu a pu être prise maintes fois pour de la granulie aiguë dans les cas où elle a été accompagnée de dyspnée plus ou moins intense, d'état typhoïde avec élévation accentuée de température et de phénomènes broncho-pulmonaires discrets comme principaux symptômes. Les formes aiguës de la tuberculose pulmonaire sont d'ailleurs la règle dans les pays chauds. Et telles observations de typho-bacillose de nos pays tempérés, données par certains auteurs, ont bien plus l'allure de fièvres paludéennes continues ou de typho-malariennes que d'une invasion bacillaire aiguë, bien qu'en France les formes graves du paludisme se fassent de plus en plus rares.

Les pleurésies doubles, avec extension diaphragmatique à droite, constatées au cours du paludisme, ne se produisent que dans les infections massives, ou seulement à une époque tardive, comme complication des fièvres larvées non traitées et aboutissant à la cachexie. Dans ces derniers cas d'autres symptômes graves existent toujours, la perniciosité, l'hypersplénie, l'hypertrophie hépatique, une anémie profonde, des hémorragies rebelles, etc.

La guerre actuelle, qui a accumulé un grand nombre de soldats suspects de lésions pulmonaires tuberculeuses, dans des formations sanitaires transitoires, hôpitaux temporaires et centres de triage plus particulièrement, a permis de faire, à l'égard de la tuberculose et du paludisme, des constatations intéressantes, et en nombre infiniment supérieur à celui que comporteraient les conditions ordinaires de la clientèle même la mieux fournie.

De ce nombre sont la *fièvre des tranchées* dont on a voulu faire une entité morbide nouvelle, et qui n'est autre incontestablement que du paludisme vulgaire, et les *pleurites* prétendues *tuberculeuses à répétition.* Tout comme la fièvre des tranchées, ces dernières se rattachent directement à l'infection palustre dont elles sont des localisations pleurales, limitées à des points d'élection. Elles n'ont aucun rapport même éloigné avec la bacillose et elles sont des manifestations très bénignes du reste du paludisme des pays tempérés. Ce qui a pu donner le change en France c'est la discrétion et la légèreté habituelles et le peu de gravité en général du paludisme indigène, qui a disparu de beaucoup d'endroits, mais n'a jamais cessé d'exister dans certaines régions, (Charentes, Poitou, Sologne, Dombes, etc) ; il a reparu par contre dans d'autres, à Paris par exemple, chaque fois que l'on y a fait des travaux exigeant la mobilisation de grandes masses de terre de son sous-sol (1811, 1840, 1865, etc.), et il s'est singulièrement répandu, depuis le commencement des hostilités, dans la population militaire, non point à cause des moustiques, comme le veut la théorie étiologique en ce moment à la mode, mais uniquement à cause des retranchements que l'on a dû creuser tout le long du front des armées combattantes.

Les pleurites à répétition s'accompagnent le plus souvent, surtout à leur début, d'une névralgie plus ou moins forte à exaspération quotidienne, ordinairement vespérale. La lésion peut ne pas rester exclusivement limitée à la plèvre et atteindre les parties superficielles voisines du poumon. Alors les bruits de frottement si discrets parfois, que l'on arrive difficilement à les percevoir, sont remplacés par des craquements ou même de petits râles. Tous ces symptômes cèdent très rapidement à la révulsion *in situ*, pratiquée au moyen de compresses d'alcool chloroformé au dixième, et à un traitement quinique à la fois suffisant et suffisamment prolongé. On en empêchera le retour par l'institution d'un traitement général, nécessité souvent d'ailleurs, par l'existence d'autres symptômes habituels de l'intoxication paludéenne lente et progressive, troubles gastro-intestinaux, anémie, amaigrissement, etc., de préférence par les injections de cacodylate de soude et strychnine. Le diagnostic étiologique s'établit par la bénignité des lésions, en dépit des symptômes généraux, parfois sérieux, qui peuvent se manifester en même temps, et par leur périodicité ; on peut constater aussi le plus souvent la coexistence d'une hypersplénie plus ou moins étendue, parfois aussi d'une hypertrophie hépatique, plus difficilement appréciable. L'examen du sang montrera, dans les cas doublés d'un mauvais état général, et remontant à plusieurs mois, une diminution du taux de l'hémoglobine et un changement plus ou moins prononcé de la formule leucocytaire au profit des mononucléaires. Qu'il y ait extension de la pleurite au tissu pulmonaire sous-jacent, ou que la pleurite soit isolée, la guérison est tout aussi aisée à obtenir. Mais dans le premier cas il peut subsister, pendant quelque temps, au niveau des lésions, un peu de submatité et un amoindrissement léger du murmure respiratoire.

Les poussées de pleurite dues à l'infection malarique méconnue et non traitée, ont un équivalent péritonéal, apanage presque exclusif du sexe féminin, et ayant comme elles des lieux d'élection. Bouilly en avait fait une entité morbide qu'il avait désignée sous le nom de péritonisme. Ce prétendu péritonisme, en réalité paludisme dont l'activité morbide s'est localisée, chez la femme, autour de l'utérus et des annexes, procède comme le paludisme pleural par poussées périodiques, avec douleurs parfois assez vives et une symptômatologie en tout cas plus alarmante que grave. Il aboutit même spontanément, à la guérison, laissant parfois subsister à sa suite, ce qui a lieu également pour les pleurites de même nature, des adhérences plus ou moins étendues.

Les reliquats consécutifs aux manifestations broncho-pulmonaires et pneumoniques du paludisme sont assez tenaces, et ils persisteraient indéfiniment si l'on n'y avisait par un traitement approprié. Je ne les ai vus s'établir à la suite des bronchites généralisées, (les deux sommets sont alors atteints) que dans les cas où le symptôme dyspnéique a été prédominant. Dans un de ces cas que j'ai pu observer lors d'un voyage en France, il s'agissait d'un cuirassier très bien portant au moment de la mobilisation, mais évacué après un assez long séjour dans les tranchées, pour accès répétés de fièvre, embarras gastro-intestinal, fatigue générale et anémie. Quelques jours après son admission dans un hôpital auxiliaire, il fut pris d'une bronchite généralisée, avec dyspnée assez forte et assez persistante pour nécessiter à diverses reprises l'application de ventouses. La réaction fébrile (40° le 1er jour), prit l'allure d'une fièvre quotidienne palustre dont les oscillations varièrent entre 2 et 3° 6, et dura huit jours (38° le soir du dernier jour, avec retour définitif au-dessous de 36° 6). L'analyse de l'expectoration, très peu abondante du reste, pratiquée le sixième jour, fut négative au point de vue du bacille tuberculeux. Plus d'un mois après la poussée aiguë, on constatait dans les deux sommets de la rudesse respiratoire, avec submatité à la percussion en avant et en arrière. La rate était un peu augmentée de volume, mais le foie paraissait normal. A l'écran, lors de l'examen radiographique fait à ce moment-là, les deux sommets étaient voilés et ils s'éclairaient mal à l'inspiration forcée ; le voile s'étendait jusque vers le quatrième espace intercostal. Les ganglions, surtout ceux de droite, étaient visibles mais pas très augmentés en volume ; rien d'anormal ailleurs : l'espace rétro-cardiaque et les sinus costo-diaphragmatiques étaient clairs. Je ne pus procéder à l'examen du sang.

J'ai vu à l'armée d'Orient, chez un Serbe hospitalisé, un cas très intéressant de pneumonie paludéenne étendue à tout le poumon droit à la suite d'un triple accès de fièvre tierce et débutant le lendemain d'une injection de 2 gr. de chlorhydrate de quinine dissous dans du sérum artificiel. Ce malade était entré à l'hôpital pour fatigue générale et anémie ; la recherche de l'hématozoaire, pratiquée il est vrai en dehors des poussées fébriles fut négative ; une hémoculture faite dans les premiers jours de la pneumonie, en raison de l'allure qu'avait prise la courbe de la température, le fut également. Les seuls symptômes nets constatés avant cette complication, avaient été de la mononucléose et une diminution du taux de l'hémoglobine, ainsi que de l'hypersplénie. A l'examen pratiqué peu après le début de la poussée congestive on percevait de la matité étendue à toute la hauteur du poumon atteint, en arrière, et, à l'auscultation, des râles crépitants disséminés sur toute la surface de l'organe, et particulièrement à la base. La fièvre débuta à 37° 5 pour monter progressivement à 39° 5 le sixième jour, et descendre à 37° le neuvième par une progression également régulière mais plus rapide. La toux ne se manifesta que pendant les trois premiers jours, rare d'ailleurs, et accompagnée d'une expectoration presque nulle et d'égale durée. Un examen radioscopique fut pratiqué dix jours après la chute de la fièvre, la matité persistant toujours aussi nette et aussi étendue. Le poumon parut, sur l'écran, très obscur dans toute sa hauteur, et surtout à la base. La courbure du diaphragme était très diffuse et à peine appréciable. Un deuxième examen eut lieu environ douze jours après le premier. Il montra une amélioration notable, en rapport avec celle des signes stéthacoustiques. Le sommet droit paraissait encore un peu moins clair que le gauche ; la partie moyenne du poumon s'était de même éclaircie. Seule la base restait toujours très sombre, mais la courbure hépatique se dessinait assez nettement ; la partie correspondante du diaphragme était très peu mobile et se déplaçait à peine sous l'influence des mouvements respiratoires. Pas d'épanchement pleural d'ailleurs et ganglions normaux.

Les infiltrations superficielles ou profondes du poumon et les épaississements pleuraux consécutifs aux bronchites, pneumonies, broncho-pneumonies et pleurites paludéennes sont-ils susceptibles d'ouvrir la voie à une localisation tuberculeuse ultérieure? C'est possible ; mais je crois qu'on ne saurait, jusqu'à plus ample étude de la question, rien affirmer à cet égard. Il est toutefois certain que ces lésions peuvent rester longtemps, et même indéfiniment stationnaires, et c'est peut-être la persistance, sans changement, des reliquats pulmonaires du paludisme, qui a porté les anciens auteurs à admettre un antagonisme entre cette dernière maladie et la tuberculose. Elles n'ont rien de tuberculeux non plus à leur début, et, une fois la température centrale revenue à la normale, ou un peu au-dessous, ce qui est fréquent chez les paludéens, elles ne sont le siège d'aucun travail physiologique susceptible de maintenir à leur niveau l'élévation appréciable que l'on constate toujours dans les lésions tuberculeuses. Une élévation de température moindre à la vérité peut se constater au niveau des points douloureux occasionnés par la névrite, ou la névralgie qui accompagne ordinairement les poussées de pleurite à leur début tout au moins. Mais cette augmentation locale de température est bien sous la dépendance de la lésion nerveuse et disparaît avec la douleur ; elle ne se constate plus au niveau de la pleurite, quand le phénomène douloureux spontané a disparu. On a d'ailleurs noté une élévation légère de température sur les points douloureux de certaines névralgies superficielles palustres, autres que les névralgies intercostales.

Les lésions pulmonaires ou pleurales consécutives aux inflammations d'origine paludéenne sont susceptibles de guérir spontanément et définitivement, dans nos pays tempérés par la seule influence de bonnes conditions hygiéniques. Les dernières sont soumise à des retours périodiques se produisant à partir de l'arrière saison, si le malade habite une région soumise aux émanations palustres, ou y fait un séjour même peu prolongé vers la fin de l'été. Elles se terminent parfois par des adhérences qui, en général, n'entraînent pas de troubles respiratoires appréciables. Les autres mettent un temps beaucoup plus long à se résorber, et peuvent durer des années. Elles répondent à des infections paludiques plus profondes et plus graves et sont beaucoup plus fréquentes à mesure qu'on avance vers les tropiques. Les pleurites au contraire sont l'expression d'une infection peu profonde et se rencontrent surtout dans les pays tempérés, à paludisme limité à certaines régions, ou accidentel, comme la France. Elles correspondent à la période intermédiaire ou de latence, le plus souvent méconnue dans ces mêmes contrées, et qui, d'ailleurs, n'y aboutit pour ainsi dire jamais à la perniciosité, même en l'absence d'un traitement quinique.

Les pleurites à répétition sont justiciables d'un traitement par la quinine, comme je l'ai dit plus haut. Il faudra prescrire aux sujets atteints une dose quotidienne de 0 gr. 40 à 0 gr. 60 de chlorhydrate de quinine, ou plutôt de bromhydrate, qui a l'avantage d'agir mieux contre l'élément douleur ; et faire faire *in situ* des applications de compresses d'alcool chloroformé au dixième. La quinine sera à prendre en deux fois, une heure avant les repas de midi et du soir, avec un demi verre d'eau ou une petite tasse d'infusion anodine ; ou bien, si la névralgie est à exaspération vespérale, la première dose devra être prise une heure avant le repas du soir, la deuxième environ trois heures après. Le traitement sera à continuer pendant huit à dix jours. Il sera bon de prescrire ultérieurement aux malades, pour prévenir les récidives, un tonique général à base de quinquina que l'on fera alterner pendant un temps plus ou moins long, pour peu que l'état général laisse à désirer, avec des préparations iodées, ou arsénicales.

Les lésions broncho-pulmonaires sont assez souvent l'indice du début d'une phase de perniciosité, en tout cas d'une intoxication malarique assez profonde de l'organisme, et pas n'est besoin d'une investigation minutieuse pour en trouver les signes indubitables. A la période aiguë, fébrile, il faudra recourir à la quinine, aux injections d'huile camphrée (et même gaïacolée), et prescrire une potion stimulante. Puis pour amener une liquidation rapide de l'infiltration pulmonaire, le mieux sera de faire, tous les deux à quatre jours, les injections alternées d'huile iodoformée (un à deux centigr. par cmc.) et de cacodylate de soude et strychnine. Les toniques généraux à base de quinquina, de coca et de kola trouvent toujours leur indication ; et si les voies digestives fonctionnent mal et que la langue soit saburrale, on prescrira en outre de petites prises de benzonaphtol et de benzoate de soude, qui, après dix à vingt jours amèneront le plus souvent une crise urinaire d'une certaine durée.

IV. — *Tuberculose et grossesse.* — Il est hors de doute qu'une grossesse survenant chez une femme atteinte de tuberculose, aggrave son état, et que la maladie ainsi aggravée, qu'elle soit livrée à elle-même, ou traitée d'une manière insuffisante, ou même traitée d'après les méthodes actuelles, précipite ordinairement le dénouement fatal. Pourtant, d'après quelques rares cas observés, je puis certifier que le traitement indiqué plus haut pour la phtisie commune donnera au cours de la grossesse d'excellents résultats, et, même, dans certains cas, pourra-t-on autoriser l'allaitement pendant les deux ou trois premiers mois. Le rôle du médecin sera plus facile si la tuberculose survient pendant la gestation, surtout si le mal est traité dès le début. La seule différence avec le traitement ordinaire, c'est que les injections de cacodylate de soude et de sulfate de strychnine de 0,05 et 0,002 respectivement, par injection, faites tous les cinq jours pendant six à dix semaines, suffiront, avec la potion iodurée tonique et stimulante, à enrayer l'évolution du mal. Mais cette potion alternée avec des préparations de noix vomique (sulfate de strychnine ou gouttes amères de Baumé de préférence), associées ou non à une petite dose de liqueur de Fowler ou d'arséniate de soude, devra être prise régulièrement pendant toute l'année qui suivra la délivrance.

Telle est la conduite à tenir pour une tuberculose qui s'est manifestée au cours de la grossesse. Elle cédera le plus souvent avec autant de rapidité que dans les conditions ordinaires, et en dehors de cet état physiologique. Il n'en ira pas de même quand la tuberculose sera antérieure à la grossesse. Pourtant il n'y a pas, en général, à redouter d'aggravation sérieuse au cours de cette dernière. Mais c'est à la suite de la délivrance qu'il faudra exercer sur la malade une surveillance étroite ; car c'est surtout à partir de ce moment là que se manifestera l'influence souvent désastreuse de la grossesse sur la marche du mal.

Au cours de la grossesse, et avant que ne se perçoivent les battements du cœur du fœtus, le traitement devra être institué comme en dehors de cet état, tant pour les injections de gaïacol iodoformé, que pour les autres médicaments à prescrire ; mais il vaudra mieux, après le cinquième mois, ne faire que des injections de cacodylate de soude et de strychnine, à moins de contre-indication, le traitement général restant le même.

CHAPITRE VII

PHASES FÉBRILES DE LA TUBERCULOSE. Y-A-T-IL UN TRAITEMENT A LEUR OPPOSER? — TRAITEMENT DE CERTAINS SYMPTOMES SPÉCIAUX : HÉMOPTYSIE, DIARRHÉE, TOUX ÉMÉTISANTE, SUEURS NOCTURNES.

Quelle que soit la forme qu'affecte la fièvre chez les tuberculeux, elle n'est pas due à une cause unique, et, suivant son origine, elle revêtira telle forme plutôt que telle autre. Théoriquement, et quoique, dans la pratique, les différents facteurs de la fièvre puissent entrer simultanément en jeu, on distingue plusieurs phases fébriles au cours de la tuberculose pulmonaire.

Il y a, en premier lieu, ce que l'on a appelé *la fièvre de granulation*, ou *de tuberculisation*. Elle coïncide avec la formation ou le dépôt dans l'appareil respiratoire de produits morbides, granulations, tubercules. Elle peut être précédée elle-même d'une phase que l'on pourrait appeler fièvre de germination, et qui correspond à la période d'invasion infectieuse, autrement dit de bacillémie. On comprendra sans peine que la fièvre de tuberculisation puisse passer inaperçue, et, en fait, beaucoup de tuberculeux sans le savoir, et les tuberculeux qui s'aperçoivent tardivement de leur mal, ne paraissent pas avoir éprouvé de réactions fébriles assez fortes ou assez répétées pour attirer leur attention, ou, du moins, les faire rapporter à leur cause réelle. La fièvre liée aux formations granuleuses secondaires est bien plus facile à observer chez les malades en cours de traitement, quoiqu'assez souvent une cause secondaire de fièvre, celle qui est due à une poussée congestive, intervienne en même temps.

Elle a pour caractère presque essentiel de s'établir ou d'augmenter très sensiblement et très rapidement par la fatigue, au point que Daremberg se basait sur ce fait pour diagnostiquer la tuberculose dans les cas douteux. La fièvre de granulation ou de tuberculisation, la plus précoce de toutes pour les auteurs du passé, est, dans l'immense majorité des cas, intermittente, quotidienne, à accès vespéral, avec stades plus ou moins nettement marqués. Le type inverse, assez fréquent par contre dans la granulie aiguë, s'observe rarement, comme d'ailleurs la forme rémittente, qui, elle, accompagne plutôt les formations granuleuses secondaires.

La *fièvre d'inflammation*, subcontinue, à maximum vespéral, et d'une durée égale à celle de la broncho-pneumonie ou de la pneumonie intercurrente qui la provoque, se confond souvent avec la précédente dans les formations spécifiques tardives que ces inflammations compliquent fréquemment.

Le ramollissement des tubercules peut également s'accompagner d'une poussée fébrile du même type que la précédente, et, ne pouvant s'en différencier que par l'examen stéthoscopique. Cette *fièvre* dite *d'excavation* ou *d'ulcération*, est en somme l'analogue de l'élévation de température qui accompagne toute formation phlegmoneuse.

La fièvre d'ulcération sert de point de départ à la *fièvre* dite *de résorption*, (ou hectique, dans la période ultime de la maladie.) Elle est essentiellement produite par la résorption des produits de nécrobiose pulmonaire, des secrétions bronchiques et caverneuses. Elle est accentuée le plus ordinairement par l'absorption simultanée des toxines élaborées, dans les mêmes produits pathologiques, par les micro-organismes variés qui s'y développent avec une incroyable rapidité. De type intermittent à accès vespéral, ou intermittent double quotidien au début, et si les produits de l'expectoration sont relativement peu abondants et facilement expulsés, elle est d'une durée indéfinie; elle répond plus communément au type rémittent, à chute matinale marquée, et la fin du paroxysme dans les deux types s'accompagnerait de sueurs profuses. Mais il est vraisemblable que ces sueurs sont en majeure partie, sinon uniquement, sous la dépendance des toxines élaborées en excès dans les voies digestives, par suite de leur fonctionnement plus ou moins défectueux.

Naguère les auteurs étaient d'avis que la fièvre, quelle que fût son origine, devait être constamment, imperturbablement traitée, quoique simple élément symptomatique, comme étant par elle-même un processus de consomption. D'où la prescription de moyens thérapeutiques médicamenteux divers, qui, à la vérité, ont paru quelquefois, et comme par aventure, avoir un heureux effet sur les malades. Aujourd'hui l'on convient, sauf exceptions, que le traitement de la fièvre est très difficile que les médicaments sont inutiles le plus souvent, et qu'ils ne réussissent au fond qu'à fatiguer l'estomac souvent défectueux des malades ; qu'il vaut mieux user des moyens physiques et des traitements externes, repos, aération, révulsifs, compresses humides, drap mouillé, balnéation méthodique chaude ou tiède, de patience enfin.

Au fond, le traitement indirect de la fièvre est seul rationnel, je veux dire celui des causes elles-mêmes; et, en somme, les agents médicamenteux que l'on a essayé d'opposer directement à l'élément fièvre n'avaient et ne pouvaient avoir d'action que sur l'état général des malades ; peut-être les doses excessives que l'on a cru devoir en prescrire d'une manière générale en ont-elles restreint les succès. Mais seraient-ils employés dans l'un ou l'autre but et à quelque dose que ce soit, leur action en fin de compte serait nulle, ou à peu près, au point de vue curatif de la tuberculose elle-même.

Avec le traitement indiqué plus haut il n'y a pas à se préoccuper de l'élément fièvre. Les injections gaïacolées, comme je l'ai dit, par leur action élective en quelque sorte sur l'appareil respiratoire, et pratiquées avec circonspection, le malade faisant d'ailleurs le nécessaire pour éviter toute aggravation du mal, tarissent les secrétions, s'opposent à la formation de granulations ou de tubercules nouveaux, supprimant ainsi les principales causes de la fièvre. L'élimination ou la transformation inoffensive des produits morbides est facilitée par l'iodoforme associé au gaïacol, le cacodylate, quand on peut le faire prendre, et l'iodure ; et le malade, s'il est placé dans des conditions hygiéniques parfaites, s'il ne fait d'ailleurs aucun écart, de quelque nature que ce soit, ne peut alors que marcher vers la guérison. Ces conditions, sans doute, seront difficiles à réaliser chez beaucoup de malades, et, dans la classe ouvrière, on aura constamment à lutter contre l'usage immodéré des boissons fermentées ; plus ardue peut-être sera la lutte contre l'usage quotidien, même modéré, des spiritueux et surtout des boissons spiritueuses à essences, comme certains prétendus apéritifs.

Ce n'est que dans les poussées aiguës, conséquence ordinaire des refroidissements, que l'on aura momentanément à faire usage de quinine. Encore dans ma pratique n'employé-je qu'une dose faible de bromhydrate plutôt à titre de tonique général qu'à titre d'antifébrile proprement dit.

Hémoptysies. — Les hémoptysies constituent un accident au cours de l'infection tuberculeuse. On les a divisées : 1° en hémoptysies initiales, ainsi appelées parce qu'elles paraissent être chez nombre d'individus en bonne santé apparente, ou après une période prodromique courte et sans caractère tranché, la première manifestation d'un mal existant, en réalité, depuis plus ou moins longtemps déjà ; 2° en hémoptysies terminales, beaucoup plus rares que les précédentes, et le plus souvent mortelles ; 3° enfin, en hémoptysies communes survenant au cours de la phtisie chronique.

Leur gravité n'est souvent nullement en rapport avec leur abondance : des hémoptysies qui paraissent inquiétantes peuvent n'avoir aucune suite fâcheuse ; d'autres, au contraire, insignifiantes en apparence, peuvent être le signal d'une aggravation irrémissible du mal. Mais, d'une manière générale, on peut dire que, plus la maladie est avancée, plus l'accident hémorragique, lorsqu'il se produit, a une signification sérieuse. De même, une hémoptysie survenant à l'occasion d'une poussée évolutive, est également plus grave que celle qui peut survenir en dehors de toute poussée.

J'ai déjà dit un mot du traitement qu'il convient d'opposer à cet accident. En général, toute hémoptysie un tant soit peu abondante demande le repos absolu, au lit, la tête et le buste en légère élévation sur le plan horizontal, le silence, absolu aussi, une alimentation liquide, avec même, s'il y a lieu, des boissons glacées au début, sauf retour progressif, ultérieurement, à une alimentation plus substantielle.

Nombre de médicaments ont été préconisés contre les hémoptysies. Ils réussissent, ou du moins paraissent réussir pour la plupart, si le malade reste allongé, dans une immobilité aussi complète que possible. On pourrait donc, à la rigueur, s'en passer ; car, à lui seul, le repos est ordinairement suffisant, et, en fait, tel médicament après avoir joui pendant un certain temps d'une vogue plus ou moins justifiée, est abandonné et remplacé par un autre destiné à subir le même sort. L'hémoptysie, d'ailleurs, n'est pas toujours un mal chez les tuberculeux : celles qui résultent d'une hypérémie périphymique considérable spontanée, amènent un soulagement immédiat de certains symptômes, et surtout de la dyspnée. Mais il ne faudrait pourtant pas inférer de là qu'il est bon d'en provoquer, car une hémoptysie est toujours une spoliation pour l'organisme, et si, rarement il est vrai, une amélioration peut se produire consécutivement dans un foyer tuberculeux, c'est, le plus souvent, tout le contraire qui a lieu. Pour ma part, je me contente de prescrire avec le repos, trente gouttes par jour d'extrait fluide d'hydrastis, médicament le meilleur peut être, et qui est suffisant dans l'immense majorité des cas. Une fois que l'on aura satisfait aux premières indications thérapeutiques et mis le malade dans les meilleures conditions possibles pour amener l'arrêt de l'hémorragie, il faudra, dès qu'un examen minutieux pourra être pratiqué sans danger d'aggravation, se rendre un compte exact de la cause qui a pu provoquer cet accident, de sa nature, voir s'il est accompagné de fièvre ou pas, puis agir suivant ce qu'exigeront les circonstances. La constatation de la température locale au niveau du point lésé donnera toujours, ou à peu près, des indications précieuses.

Chez nombre de tuberculeux sujets aux hémoptysies répétées, cette tendance m'a paru en rapport avec un mauvais fonctionnement de la digestion intestinale. Pendant la durée de cette dernière, l'hypérémie, qui existe toujours plus ou moins au pourtour des lésions, augmente et se traduit, sinon par une accentuation des bruits anormaux, du moins de la dyspnée, et par une élévation de la température locale qui monte fréquemment d'un degré. Il est facile de combattre, pour cette catégorie en somme la plus nombreuse de malades la tendance aux hémoptysies, par la prescription de poudres absorbantes calciques, carbonatées ou phosphatées.

Les hémoptysies ultimes, conséquence habituellement de rupture d'anévrismes de Rasmüssen, sont le plus souvent mortelles ; le médecin arrive toujours trop tard, et les guérisons fort rares que l'on a signalées, ne paraissent être attribuables à aucune intervention thérapeutique.

Toux émétisante. — Ce symptôme, si pénible pour les malades, n'est que fort rarement sous la dépendance des lésions pulmonaires. On peut même dire que, chez les 95 pour 100 au moins des tuberculeux, la toux dite émétisante, est une toux réflexe d'origine gastro-intestinale. Ce qu'il y a de remarquable c'est qu'elle prend les malades au cours de la digestion gastrique, plutôt à la fin de cette opération qu'immédiatement après les repas, débute par un picotement ou un chatouillement du larynx, qui se reproduit continuellement, s'accompagne d'une expectoration nulle, ou à peu près, et cesse comme par enchantement si le malade rend, par un vomissement, le bol alimentaire ; au cas contraire, elle peut durer des heures entières. Le meilleur traitement sera le traitement préventif, c'est-à-dire une réduction plus ou moins sensible de l'alimentation. Il y aura lieu avec les malades peu dociles, d'user d'une poudre absorbante telle que la suivante :

Magnésie calcinée....................	āā 12 gr.
Lactose..............................	
Sous nitrate de Bismuth	āā 10 gr.
Craie préparée et lavée	

M. une très forte pincée dans un peu d'eau au moment des repas de midi et du soir. Ce dernier sera excessivement léger.

Si, malgré tout, il se produit une crise de toux et qu'elle menace de se prolonger, on fera prendre au malade une cuillerée à café de cette même poudre dans un peu d'eau ; ou encore, de demi heure en demi heure, jusqu'à cessation de la quinte, une cuillerée à entremets de la potion :

Eau chloroformée saturée....	} ãã 45 cmc.
Sirop d'éther	
Teint. de condurango blanc ...	1 gr.
Gouttes noires anglaises	X à XX gouttes. M

La toux ne résistera pas à ces moyens très simples et inoffensifs.

Sueurs nocturnes. — On peut dire des transpirations profuses des tuberculeux, qu'elles ont, comme la toux émétisante, une origine presque exclusivement gastro-intestinale. Elles peuvent se produire après chaque repas, mais, le plus ordinairement, c'est pendant la nuit que les malades les éprouvent, et plutôt vers le matin. Là encore, mieux vaudra prévenir que guérir, et conseiller au malade, indubitablement gastropathe en même temps que tuberculeux, de s'abstenir du repas du soir et de le remplacer par trois tasses d'un liquide à son choix, bouillon, lait pur ou coupé d'eau gazeuse, qu'il prendra de deux heures en deux heures, ou de trois en trois, à partir de quatre à cinq heures de l'après-midi. L'estomac n'étant plus surchargé, il ne se produira pas de transpiration. Comme pis aller on pourra prescrire une poudre absorbante, qui fera merveille le plus souvent au début, mais ne réussira pourtant plus à la longue, si le malade ne s'astreint pas à alléger tout à fait son repas du soir.

Diarrhée. — Celle qui survient au début ou au cours de l'infection tuberculeuse pulmonaire, peut être et est, le plus souvent, d'origine banale (simplement catarrhale ou due à une surcharge alimentaire). Elle cède facilement aux moyens ordinaires usités en pareil cas. Quand elle se produit à la période ultime, elle peut être due à des ulcérations spécifiques de l'intestin, mais elle survient le plus souvent comme symptôme de la fièvre hectique. Si l'on parvient à la modérer ou à la suspendre, elle ne tarde pas à reparaitre, à moins d'une révolution heureuse de l'état général. Cette diarrhée a souvent un effet compensateur sur les troubles thoraciques, qui éprouvent une recrudescence, quand on parvient à régulariser les fonctions intestinales. Pour le traitement le meilleur c'est encore celui qui s'applique à l'état général et l'on ne recourra aux moyens classiques qu'à titre transitoire, tout en imposant aux malades un régime alimentaire approprié.

CHAPITRE VIII

RÉGIME DES TUBERCULEUX ET TRAITEMENT DES TROUBLES DIGESTIFS AU COURS DE LA PHTISIE PULMONAIRE. ALIMENTATION DES TUBERCULEUX FÉBRICITANTS.

On a prétendu naguère et beaucoup de médecins sont imbus de ce préjugé « qu'il faut tout à la fois donner aux tuberculeux une alimentation telle qu'elle puisse constituer d'une part une ration d'entretien, et de l'autre une ration d'épargne capable de prévenir la cachexie et de rendre le poids préalablement perdu ». Je ne sais qui a eu le premier l'idée de vouloir faire de l'organisme des tuberculeux, comme un magasin à réserves alimentaires, mais c'est bien de là qu'est née la suralimentation. Avec la tendance naturelle qui existe chez beaucoup de malades, surtout dans la classe populaire, à se croire à moitié mort tout au moins si l'on ne mange pas, l'excès est bientôt arrivé ; et l'on peut dire, sans être taxé d'exagération, que la suralimentation, telle que la conçoivent, et le public et même, il faut le dire, beaucoup trop de médecins, a tué plus de gens que la tuberculose elle-même. Vouloir fournir à l'organisme une alimentation supplémentaire en dehors de celle qui suffirait à un travailleur en bon état de santé, et ce, dans le but de lui permettre de résister victorieusement à l'invasion du bacille, est sans doute une idée très séduisante théoriquement. Mais, dans la pratique, elle n'a engendré et n'engendrera jamais que des désastres. Ce qui a contribué à donner des illusions, c'est qu'une nourriture carnée excessive a pour effet, tout d'abord, de stimuler les fonctions gastriques. Plus on mange de viande, surtout de viande crue, et plus l'estomac secrète de sucs digestifs. Mais on a beau dire que « l'estomac est la place forte des phtisiques et l'alimentation leur moyen de défense », cet organe ne peut résister longtemps à ce surmenage, et, en fin de compte, estomac et intestin fatigués ne fabriquent plus que des poisons azotés dangereux (créatine, créatinine, corps de la série purique, etc.) En outre, la suralimentation, comme l'a très bien démontré le professeur Gautier, charge de graisse le foie, le cœur, les reins et s'oppose à leur fonctionnement régulier. L'on conçoit dès lors sans peine qu'un organisme, envahi d'une part par la tuberculose, desservi d'autre part, au lieu d'être défendu, par des organes devenus insuffisants et même nocifs, ne puisse résister bien longtemps : les lésions pulmonaires s'étendent et le malade consumé par une fièvre devenue quotidienne, et intoxiqué de toutes parts, ne tarde pas à succomber.

Quel est donc le régime qu'il convient d'imposer aux tuberculeux? Comme l'ont dit et répété avec insistance des phtisiologues éminents, les prof. Jaccoud et Peter, pour ne citer que ceux-là, il ne faut pas dépasser la capacité digestive du malade que l'on traite. Il faut bien sans doute essayer de stimuler l'activité d'un estomac qui n'est pas à même d'absorber et d'assimiler un minimum suffisant d'aliments, mais encore doit-on se garder de pousser cette excitation au-delà de certaines limites, et se bien mettre dans l'esprit qu'un phtisique ne guérit pas parce qu'il engraisse par des moyens factices, mais qu'il restaure ses forces et son embonpoint quand il guérit. D'ailleurs les inconvénients d'une alimentation trop abondante apparaissent bien vite chez les malades à éréthisme vasculaire accentué, et prédisposés aux hémoptysies. Que, chez eux, l'on restreigne fortement la nourriture, la tension vasculaire subira aussitôt une modification favorable. De nombreux auteurs se sont spécialement chargés d'élucider les questions de diététique, entre autres,

MM. Penzoldt, Labbé, Laufer, de Grandmaison, Lemoine, et, plus récemment, Rieu. Je renvoie à leurs savants travaux ceux qui, férus d'exactitude, voudront être fixés, à quelques grammes près, sur la quantité d'aliments qu'il faudra faire absorber aux malades. Ils y trouveront, en outre, force détails sur les divers régimes alimentaires et la digestibilité des aliments [1].

Pour ma part je ne crains pas d'avancer qu'il n'y a pas de régime spécial à imposer au tuberculeux qui a un bon appétit et dont les fonctions digestives se font d'une manière normale. A comparer le régime que donnait jadis le prof. Jaccoud, avec d'excellents résultats, et celui si différent recommandé naguère par le docteur Ferrier, inventeur de la recalcification, avec de non moins bons résultats, à ce qu'il prétend, il y aurait de quoi rendre sceptique le plus croyant des médecins : ces divergences [2] prouvent que les questions de régime ont au fond une importance secondaire, et que le médecin doit avant tout obtenir, chez les tuberculeux qu'il est appelé à traiter, un fonctionnement aussi parfait que possible des organes de la digestion. Pour atteindre ce but, il sera peut-être bon de faire tout d'abord la rééducation du malade sur la façon dont il faut manger. Que de gens en général, que de tuberculeux en particulier, ne savent pas manger, mangent surtout trop vite, sans se donner la peine de mâcher ! Et je ne parle pas des irrégularités dans les heures des repas, et de l'abondance parfois excessive de ces derniers. Donc en premier lieu il convien-

1. Mais l'ouvrage le meilleur à consulter à l'égard de l'alimentation qu'il convient de donner aux tuberculeux, qu'ils soient phtisiques ou pas, est peut-être encore celui de Fonssagrives : *Thérapeutique de la phtisie pulmonaire.* Paris 1866, 8°, quoiqu'il soit vieux de plus de cinquante ans.

2. Ce n'est pas seulement sur la question du régime des tuberculeux que les opinions les plus contradictoires ont été émises par les médecins. Leroy de Méricourt n'a-t-il pas dit, il y a quelque quarante ans de cela, qu'on pourrait « écrire chaque page de l'histoire climatologique des stations d'hiver en deux colonnes qui mettraient en regard des affirmations opposées » ?

dra de *recommander aux tuberculeux de bien mâcher leurs aliments quels qu'ils soient, de ne pas manger trop hâtivement ce qui soulagera sensiblement l'estomac ; de ne faire qu'un seul bon repas par jour, à midi ; de ne manger que du pain de ménage rassis ; d'éviter les mets par trop indigestes ; de ne jamais boire de vin pur après les repas.* En suivant ces prescriptions, en somme à la portée de tous, les malades éviteront les désagréments immédiats ou éloignés des digestions difficiles, et l'estomac, restreint à son rôle propre, et aussi les intestins, fonctionneront normalement. L'on aura de la sorte facilement raison, sans médicaments, des troubles gastro-intestinaux peu accentués.

Où commencent les difficultés et l'incertitude, c'est lorsque ces troubles sont profonds et datent de loin. Il faudra bien aussi, dans ces cas, faire les mêmes recommandations ; leur observation seule amènera souvent un soulagement notable, mais pas toujours suffisant au gré des malades, et eu égard aux lésions pulmonaires qui iront d'autant mieux vers la guérison que les fonctions digestives se feront d'une façon plus régulière. J'ai déjà dit que, dans les catarrhes gastro-intestinaux peu accentués mais tenaces, caractérisés par une langue saburrale le matin au réveil, de petites prises de salol d'un quart de gramme seulement réussissaient très bien et suffisaient le plus souvent. Mais on pourra varier les formules suivant les troubles existants, et avoir recours aux eupeptiques pour les simples dyspepsies fonctionnelles. Si la dyspepsie est due aux altérations des glandes et des sécrétions, aux changements dans l'excitabilité des fibres musculaires, ce que l'on soupçonne par une induction toujours un peu vague, et point par appréciation directe, il n'y a pas de règle thérapeutique applicables: les poudres absorbantes exerceront toujours alors une sédation manifeste, et c'est probablement là tout le secret de la poudre recalcifiante du docteur Ferrier ; on pourra, suivant les cas, user encore des alcalins énergiques, ou des acides minéraux forts[1], ou des sédatifs directs, ou encore des sels purgatifs à petite dose, simplement laxative, de préférence le sulfate de soude. Le régime alimentaire dans ces cas échappera, de même que la thérapeutique, à toute règle fixe. On se trouvera pourtant toujours bien de faire cesser à ces malades l'usage du pain, que l'on remplacera, pendant un certain temps, soit par des pommes de terre cuites à l'eau et absorbées chaudes, soit par des biscottes, tout en leur conservant leur régime habituel, si la chose est possible.

Mais il est des dyspepsies, particulièrement fréquentes, même à la campagne, depuis que sévit l'épidémie grippale, à la fois sérieuses et tenaces, et dont la persistance aggrave rapidement la situation des malades, en tant qu'elles s'opposent presque à toute alimentation, ou rendent l'assimilation à peu près impossible. Ces dyspepsies sont caractérisées le plus souvent par une langue très saburrale, surtout le matin, avec haleine plus ou moins fétide, une anorexie complète, et un état nauséeux plus ou moins accentué, et prostration complète des forces. Dans de tels cas, et quelle que puisse être d'ailleurs la gravité ou l'étendue des lésions pulmonaires, je n'hésite pas à imposer aux malades, pour tout le

1. Le mieux sera, d'une manière générale de recourir aux alcalins énergiques, de préférence à la dilution de potasse caustique au dixième (de V à XV gouttes pour une dose) de la pharmacopée britannique, qui, d'ailleurs, semble avoir emprunté cette formule à nos auteurs médicaux de la fin du XVIIIe siècle ou du début du XIXe. Quant aux acides, prônés aussi par les mêmes auteurs, je n'en conseillerai qu'un seul chez les tuberculeux, l'acide phosphorique officinal à la petite dose de III à VII gouttes par jour, à prendre en une fois, au repas de midi, dans le premier verre de boisson. Mais il faut observer que la médication acide forte augmente assez sensiblement, même à minime dose parfois, la tension artérielle, entraîne une constipation assez opiniâtre, et que, si l'acide phosphorique était administré à une dose un tant soit peu supérieure, ou continué pendant trop longtemps sans interruption, il provoquerait presque fatalement une poussée congestive plus ou moins forte du côté des lésions pulmonaires. Il y aura lieu, dans certains cas, de prescrire avec l'acide phosphorique, des poudres absorbantes calciques dont l'action sur l'estomac est simplement sédative, mais qui m'ont paru surtout agir sur les fermentations anormales des dyspepsies intestinales.

temps nécessaire, le régime liquide le plus rigoureux : d'abord, pendant un ou deux jours, trois s'il y a lieu, rien que de l'eau bouillie ou encore une eau de Vals à minéralisation moyenne ou faible ; puis du bouillon de légumes (pommes de terre, carottes, et poireaux) légèrement salé ; puis ce même bouillon plus ou moins additionné de lait, alterné avec du bouillon de poule, avec parfois une petite quantité d'un vin généreux. Pour combattre la prostration des forces je prescris dès le début une potion stimulante et tonique telle que la suivante :

Eau distillée de tilleul............	90 gr.
Eau de vie de vin ou Rhum..... }	ãã 30 cmc.
Sirop d'écorces d'or. am.... }	
Acétate d'ammoniaque...........	5 à 8 gr. »
Extr. de quinquina..............	1 à 1 gr. 50
Teint. de noix vomique...........	X à XX gouttes

M., (à prendre en deux jours et à continuer pendant une à deux semaines) ; et contre l'état gastrique, outre le régime, de petites prises de benzonaphtol suivant la formule :

Benzonaphtol .... }	ãã 0 gr. 10
Bicarbonate de soude............. }	
Lactose et sucre pulvérisé	ãã 0 gr. 15

pour un paquet. F 30 paquets semblables; à prendre à la dose de trois par jour, un le matin, à midi et le soir, délayé dans une cuillerée d'eau.

Après un temps plus ou moins long, mais qui peut parfois durer des semaines, la langue devient moins saburrale, et l'appétit renaît faiblement, mais sans pour cela que l'estomac soit en état de supporter encore une nourriture substantielle. Souvent même ni le bouillon de de bœuf, ni le lait pur ne sont tolérés. On peut très bien par contre recourir au suc de viande crue, (si l'on est assuré d'en avoir de fraîche), ou mieux encore au suc de viande préparé industriellement, qu'on peut toujours se procurer aisément et qui, délayé dans du bouillon froid ou à peine tiède, ou une eau minérale gazeuse, (eau de Vals de préférence) sera accepté par l'estomac. Mais quel que soit le suc prescrit, il vaudra mieux n'en pas faire absorber pendant plus d'une semaine, sauf à y revenir une semaine après, et ainsi de suite. Dans les semaines intercalaires on pourra faire entrer dans l'alimentation des malades, soit de la gelée de viande à prendre délayée dans du bouillon de légumes et des purées presque liquides, ou en nature, légèrement aiguisée de jus de citron ; soit de ces bonnes vieilles préparations si prisées de nos pères, telles que le bouillon concentré de veau, cuisses de grenouilles et escargots, la gelée de lichen, etc. J'ajouterai à propos du lait, si mal ou même point toléré dans bien des cas, qu'il y a toujours moyen d'en faciliter la digestion : d'abord en ne le faisant absorber que légèrement salé, et, si ce moyen est insuffisant, en faisant prendre, immédiatement avant chaque tasse, une grande cuillerée d'une solution d'acide phosphorique officinal et de phosphate acide de soude (o gr. 05 et o gr. 10 respectivement par cuillerée, ou o gr. 10 et o gr. 20). L'acide phosphorique rendra, le lait facile à digérer ; il a en outre le précieux avantage d'être un remarquable stimulant nervin ; mais il faudra s'en tenir avec ce médicament à des doses quotidiennes faibles quoiqu'avec le régime liquide il présente moins d'inconvénients. On pourra aussi suivant les circonstances, faire prendre le lait légèrement salé et coupé de moitié ou d'un tiers d'une eau de Vals d'alcalinité moyenne.

Les malades finiront par revenir, très lentement parfois, mais progressivement, à une alimentation ordinaire. Grâce à la potion stimulante tonique, aux injections de strychnine qu'on peut leur faire en même temps que celles de gaïacol et dans l'intervalle de ces dernières, ils arrivent à ne pas se décourager. Dans certains cas je n'ai pu venir à bout du mauvais état gastro-intestinal des sujets en traitement qu'en faisant prendre aux malades, en outre des prescriptions habituelles, et quotidiennement, le matin à jeun, dans un peu d'eau ou de lait, ou bien au moment du petit déjeûner, de cinq à dix gouttes de teinture d'iode de très récente préparation. Mais il ne faut pas perdre de vue que ce médicament, a les mêmes inconvénients que les acides : il constipe, et, à une dose trop forte qui, suivant les malades, pourra en fait être assez faible, il augmente la tension artérielle, et, chez les tuberculeux il risque de provoquer autour des foyers pulmonaires des poussées congestives plus ou moins fortes. Aussi faudra-t-il être très circonspect dans son emploi. Si la langue est très saburrale, la dose des premiers jours pourra être de dix gouttes, mais dès que l'amélioration commencera à se manifester il faudra descendre progressivement à celle de cinq, ou à une autre moindre, à laquelle on se tiendra tout le temps nécessaire, mais sans aller au delà du vingtième ou du vingt-cinquième jour, sauf à reprendre le traitement s'il y a lieu après une semaine de repos, mais en ayant soin de faire renouveler la teinture d'iode (formule au 13e du Codex français de 1884.)

En somme on pourra remplacer pendant une, deux ou trois séries de vingt jours la potion iodurée bromurée par la teinture d'iode ou encore par l'iodalose (solution peptonique d'iode), qui est peut-être un peu moins actif que la solution alcoolique, mais donne d'excellents résultats, et a l'avantage d'être d'une longue conservation.

Il s'en faut heureusement que tous les cas soient aussi tenaces parmi les tuberculeux dyspeptiques. Mais cet état, quelque long qu'il soit à combattre, n'est point incompatible avec une amélioration concomitante, et parfois même plus hâtive, des lésions pulmonaires, comme je l'ai constaté chez plusieurs malades. Il arrivera parfois que l'embarras gastro-intestinal d'un tuberculeux soit lié à l'existence chez ce malade d'une inflammation chronique de l'appendice vermiforme. On sait, en dehors des crises aiguës, et des crises peu graves à répétition, quels sont les symptômes bizarres auxquels, peut parfois donner lieu cette affection. Quand il s'agira d'inflammations simples, conséquence le plus ordinairement d'infections grippales, le traitement général indiqué suffira à les faire disparaître à la longue ; mais on sera obligé d'y adjoindre le plus souvent de la révulsion, que l'on fera au niveau de l'organe malade, à l'aide de pointes de feu renouvelées, s'il y a lieu, une ou deux fois à huit à douze jours d'intervalle, soit au moyen de cataplasmes sinapisés appliqués sur la même région, une fois par jour, jusqu'à rubéfaction des téguments, puis tous les deux jours, si la peau devient par trop sensible. Si l'inflammation résiste à ces moyens, c'est qu'elle sera entretenue par une cause secondaire, un calcul le plus souvent. La conduite à tenir en pareil cas sera dictée par cette cause secondaire, et les circonstances, et surtout par l'état général du malade. Néanmoins chez les adultes les choses finissent toujours par s'arranger à la longue, sans intervention chirurgicale.

Quant au *régime des tuberculeux fébricitants*, il consistera dans la diète liquide, si la fièvre est sous la dépendance d'une poussée congestive aiguë et tant que cette poussée ne sera pas à son déclin. En dehors de ce cas, et quelle que soit d'ailleurs l'origine de la fièvre, (f. de tuberculisation, d'ulcération ou de ramollissement, de résorption), il faudra alimenter les malades dans la mesure où le permettra l'état de leurs voies digestives, et suivant ce qui a été dit plus haut, en évitant soigneusement toute exagération de nature à troubler les fonctions de l'estomac, ou entraîner un surmenage de cet organe.

TABLE

CHAPITRE PREMIER

CHAPITRE II

CHAPITRE III

CHAPITRE IV

CHAPITRE V

CHAPITRE VI

CHAPITRE VII

CHAPITRE VIII

Bourges — Imp. Vᵉ Tardy-Pigelet et Fils

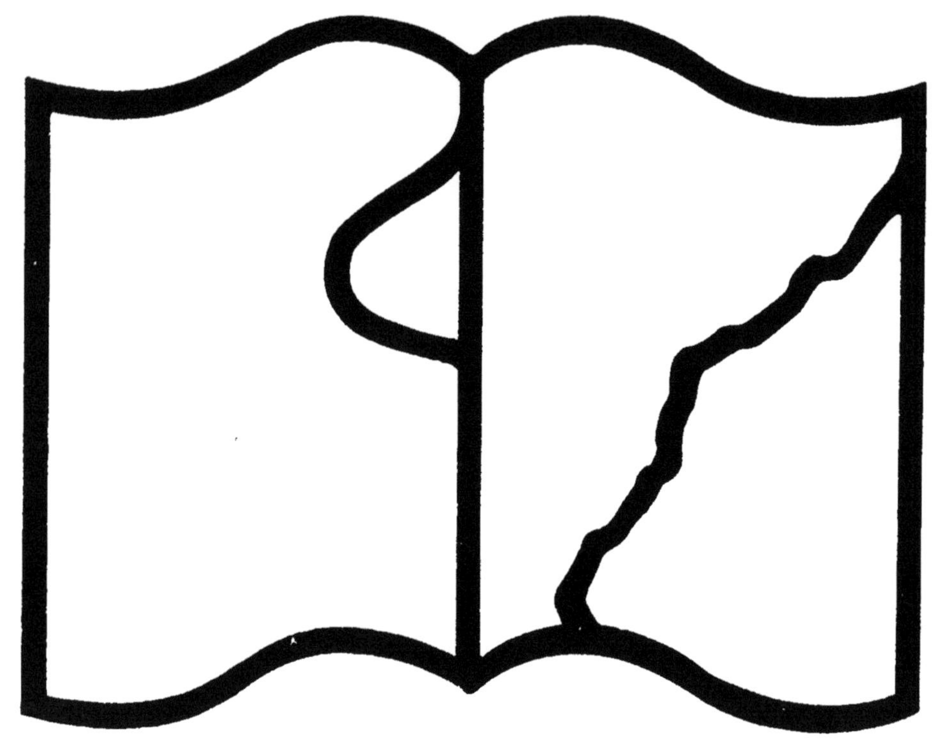

Texte détérioré — reliure défectueuse

NF Z 43-120-11

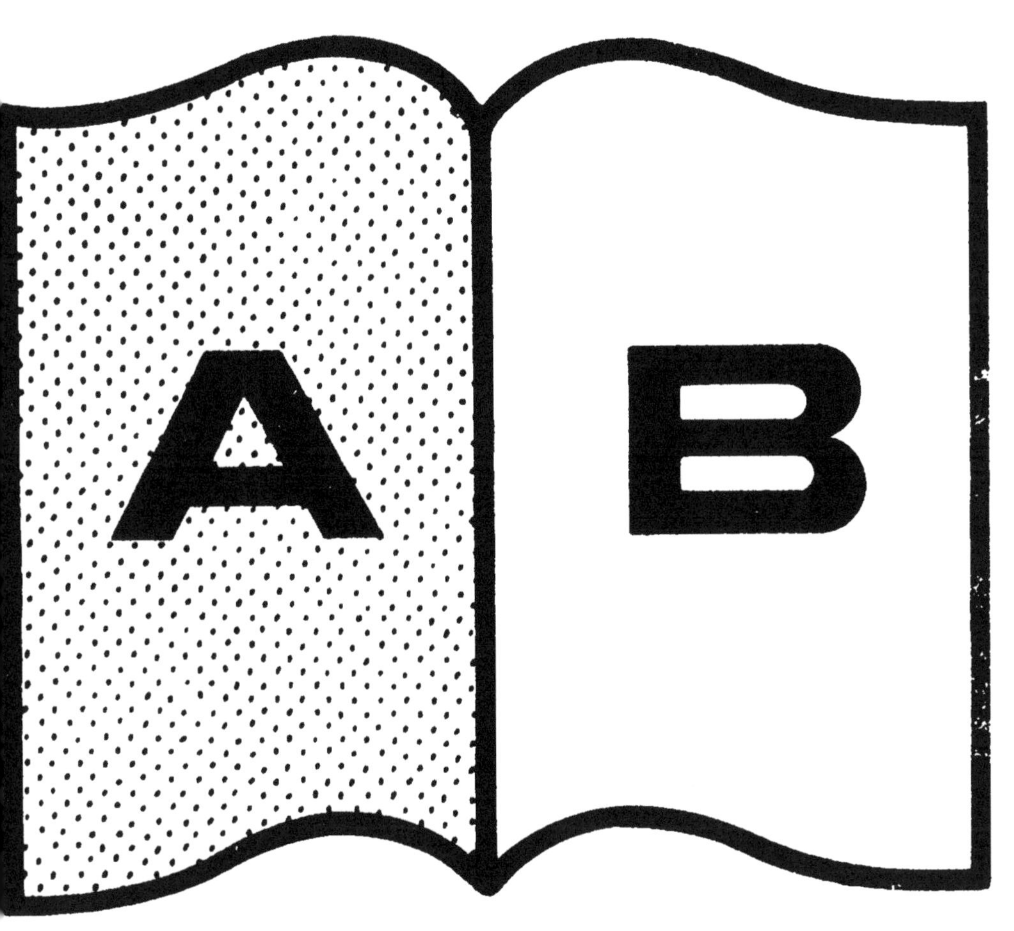

Contraste insuffisant

NF Z 43-120-14

www.ingramcontent.com/pod-product-compliance
Ingram Content Group UK Ltd.
Pitfield, Milton Keynes, MK11 3LW, UK
UKHW020351230726
13925UKWH00003B/1062